천장관절의 구조적 부정렬

요추-골반-고관절 복합체에서 기능적 움직임 장애의 퇴행

조성형 전동옥 김수민 지음

저자 소개

조성형은 의사이자 한의사인 복수 면허의사다. 통증 치료라는 막연한 목표를 향해 미국, 캐나다, 호주, 유럽과 국내를 돌아다녔지만, 치료 내용들은 구조적 수준의 주사와 침 치료에 머물렀다. 저자는 침 치료에 생역학을 접목한 'Biomechanical Acupuncture'를 고안했고 호주, 체코, 그리스 ICMART를 통해 워크숍과 구두발표를 하였다. 프롤로 치료와 Neural Therapy에 생역학적 진단을 통한 접근을 위해 'FOST(Functional Orthopedic Stimulation Therapy)를 고안했고 국내의 의사 및 한의사 학회들을 통해 강의를 진행하였다. 이때쯤 저자는 의사 면허와 함께 새롭게 한의사 면허를 취득하게 되었고, 그 이후 기능적 접근보다는 주로 구조적으로 접근했던 이러한 치료들의 한계와 새로운 생역학적 진단과 치료 체계의 필요성을 느끼게 되었다. 'Dr.Cho's Concepts'와 'JET'가 이러한 접근법의 결과물로 고안되었고 새로운 생역학적 진단과 치료에 관한 강의를 진행하고 있다. 현재 대한통증진단학회의 회장과 365마디척한의원추의원의 대표원장으로 일하고 있다. 저서로《이해하면 보이는 어깨치료 ABC》,《핸즈온 허리: 근골격계 질환의 생역학적 진단과 치료》,《장골의 PI 변위는 없다》가 있다.

전동옥은 원광대학교 한의과대학을 졸업하고 365마디척한의원추의원의 진료원장으로 일하였다. 현재 대한통증진단학회 강사로 활동하고 있으며 생역학적 진단과 치료를 집중적으로 배울 수 있는 연수 프로그램인 'Dr.Cho's Academy'의 교재 개발자이다.

김수민은 원광대학교 한의과대학을 졸업하고 현재 365마디척한의원추의원의 진료원장으로 일하고 있다. 대한통증진단학회 강사로 활발히 활동하고 있으며 유튜브 채널 '닥터초TV'의 편집자로도 활동하고 있다. 저서로《장골의 PI 변위는 없다》가 있다.

천장관절의 구조적 부정렬
요추-골반-고관절 복합체에서 기능적 움직임 장애의 퇴행
지은이 조성형 전동옥 김수민

1판 1쇄 인쇄 2023. 10. 20
1판 1쇄 발행 2023. 10. 30

발행처_물고기숲 • 발행인_임민수 • 등록번호_제406-2012-000004호 • 등록일자_2012. 01. 03 • 주소_(㊞10323) 경기도 고양시 일산동구 위시티2로 11번길 11, 102-1001 • 전화_031)943-2090 •

값은 뒤표지에 있습니다. • ISBN 978-89-98038-87-8 93510 • 카카오톡 ID_fishwood • 카카오스토리_http://story.kakao.com/fishwood • 이메일_ fishwoodbook@naver.com • 블로그_http://blog.naver.com/fishwoodbook • 물고기숲은 독자 여러분의 의견에 귀 기울여 좋은 책을 만들겠습니다.

천장관절의 구조적 부정렬

요추-골반-고관절 복합체에서 기능적 움직임 장애의 퇴행

조성형 전동옥 김수민 지음

물고기숲

서문

천장관절의 구조적 부정렬은 지난 20년간 근골격계 통증을 바라보던 나 자신의 고정관념을 변화시킬 만한 사건이다. 나는 여러 강의와 책에서 kirkaldy willis의 요추 퇴행을 통한 구조적 접근의 한계에 관해 의문을 제기했고, 요추의 퇴행과 함께 골반과 고관절의 기능적 움직임을 강조하였다. 하지만 나는 허리에서 기인한 통증에 접근할 때 요추-골반-고관절 복합체라는 기능적 움직임 단위체 내에서 단지 요추의 퇴행만을 바라보게 되는 우를 범하였다. 나는 근골격계 질환에서 기능의 중요성을 강조하면서도 정작 움직임을 통해 기능적으로 연결되는 골반과 고관절의 퇴행을 고려하지 않았다. 비로소 이 책을 통해 기능적 움직임 단위체를 통한 기능적 움직임을 바탕으로 생역학을 기능적 퇴행이라는 관점으로 설명하고자 한다. 그리고 이 책은 천장관절의 구조적 부정렬을 바탕으로 기능적 움직임 장애를 처음으로 설명하였고, 기능적 움직임 장애를 통해 Dr.Cho's concepts의 학문적 토대를 갖추게 되었다. 이 책을 읽는 독자들께서 늘 미완의 작업일 수밖에 없는 Dr.Cho's concepts에 대해 발전을 위한 비판을 해주셨으면 한다. 마지막으로 수고로운 이 작업을 함께 한 전동옥, 김수민 선생님께 감사드린다.

대한통증진단학회 회장 조성형

들어가기 전: 허리수술은 필요한가?

필요하다! 하지만 허리수술은 반드시 선택적으로 시행되어야 한다. 요즘 근골격계 수술이 너무 보편적으로 시행되고 환자들마저도 수술에 대한 거부감보다 막연한 두려움이 앞서는 것 같다. 이러한 현실이 기능의학을 하는 한 사람으로서 참으로 안타까울 뿐이다. 당장에 내가 바꿀 수 없는 현실이자 인식이기 때문이다.

“아직 수술을 하지 않으려고 치료를 받으러 왔다” 또는 “결국 수술이 답 아닌가요”라는 말을 듣곤 한다. 이러한 말들은 나뿐만 아니라 근골격계 질환을 다루는 의료인들이라면 쉽게 접할 수 있다. 이미 환자의 머릿속에 수술이 근본적인 해결책이라는 믿음이 굳건하게 자리 잡고 있다. 환자들은 비수술 의료인에게 내가 바쁜 일이나 당장의 경제적 문제 등의 이유가 있기 때문에 수술을 하기 전 그동안만이라도 버티게 해달라고 말하는 것 같다.

하지만 과연 수술이 궁극의 해결책인가에 대하여 허리수술을 예로 들어 고민해보고자 한다. 물론 구조적 손상이 심한 경우에는 허리수술이 반드시 필요하기 때문에 이를 배제하고 수술의 필요성을 논해야 한다.

먼저 수술 후 목적한 바의 기대와 다르게 다양한 후유증이 발생하여 고통받는 사례가 흔하게 목격된다. 근골격계 질환에서 수술은 암과 같이 불필요한 조직을 제거하는 것이 아니라 기능적으로 그리고 유기적으로 연결되어 있는 관절이나 구조물을 제거하는 것이기에 일차적으로 관절이나 구조물이 직접적 손상을 받고 시간이 지남에 따라 간접적 손상을 받기 때문이다.

두 번째로 수술의 불완전성에 대해서 생각해야 한다. 어느 환자가 10년 전에 허리수술을 받고 난 뒤 수술 이후에도 통증이 지속적으로 발생하였다. “그렇다면 10년 이후인 지금에도 과연 같은 수술을 시행할까요?”라고 내가 환자들에게 질문을 한다면, “당연히 수술 방법이 발달되었겠죠”라는 대답을 대부분 할 것이다. “그렇다면 지금 수술을 시행하게 된다면 앞으로 10년 뒤에 또 수술은 발달되겠네요?”라고 내가 환자에게 질문을 재차 던지면 “네”라고 대부분 대답한다. 궁극의 해결책이라고 생각했던 수술은 그 자체의 불완전성 때문에 10년 전과 지금 그리고 10년 후가 다를 것임을 알아야 한다.

CONTENTS

Ⅰ.
척추협착증

외래에서 흔하게 접하는 퇴행성 질환은 크게 요추부 척추협착증과 무릎관절염을 들 수 있다. 두 질환 모두 퇴행을 통해 장년기에서 노령기까지 환자들을 자주 괴롭히는 질환일 것이다. 본 책에서 척추의 퇴행으로 인해 발생하는 요추부 척추협착증에 대해서 설명하고자 한다.

요추부 척추협착증은 요추의 하부에서 퇴행성 또는 생역학적 원인으로 척추관 또는 신경공을 지나가는 경막강 또는 신경뿌리를 포획하고, 특징 움직임에서 신경포획에 의해 양측 하지 또는 편측 하지를 통해 특징적인 신경증상을 발생시킨다.

1. 요추부 척추협착증의 부위와 증상

1) 요추부 척추협착증의 호발 부위

[그림1-1] 요추부 척추협착증

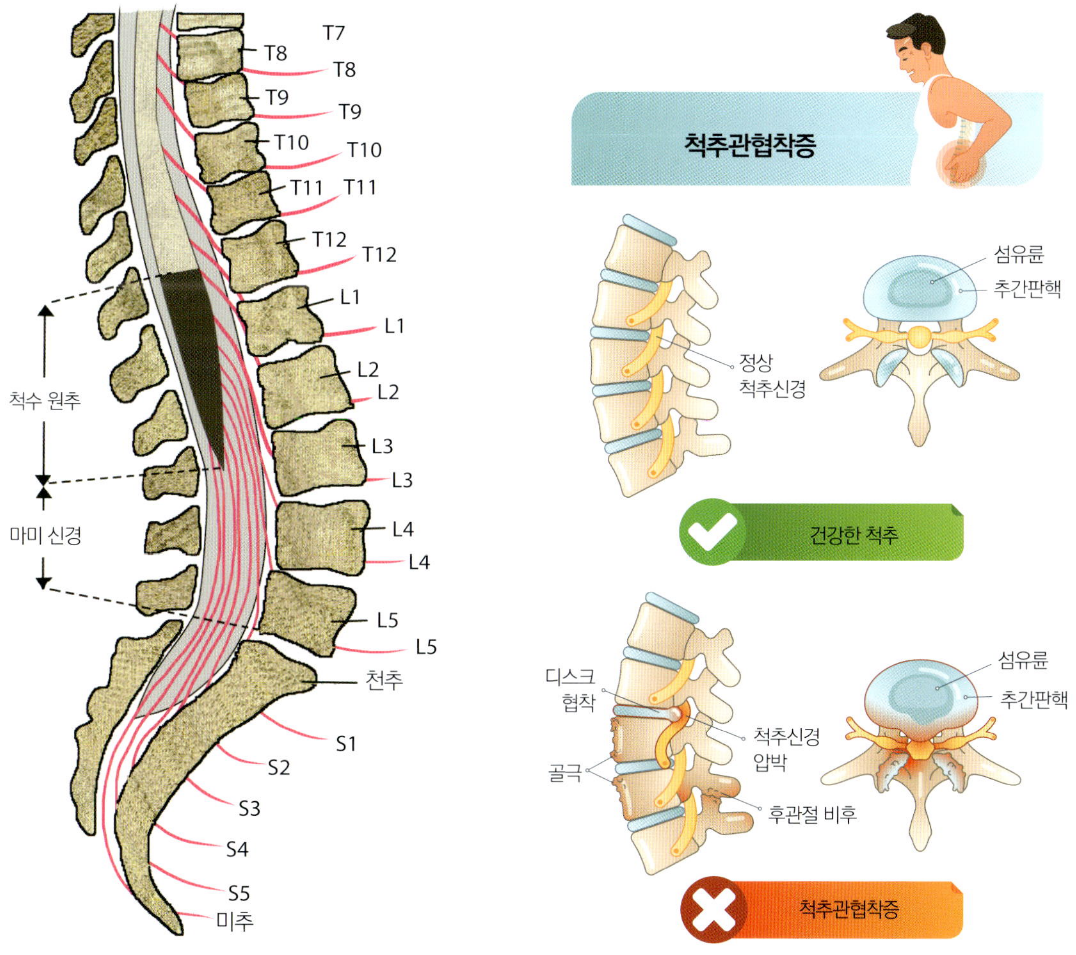

요추부 척추협착증은 요추의 하부에서 호발하는 질환으로 특히 요추 4번과 5번 추체사이 공간이 좁아지며 발생한다. 요추 4번과 5번 사이에서 지나가는 신경은 척수가 아니라, 요추 2번에서 시작되는 말총신경을 통한 신경뿌리이다.

그렇기 때문에 요추부 척추협착증은 척수를 자극하는 경추부 척추협착증과 다르게 중추신경계 질환이 아니라 신경뿌리를 자극하는 말초신경계 질환이다.

요추부 척추협착증은 외부 침해수용성 자극이나 비정상적인 고유수용성 자극으로 인한 중추신경계의 근육반응을 발생시키고, 신경 촉진과 억제로 인한 근육반응으로 근육의 긴장과 약화를 동반한 근육 불균형을 발생시킨다. 협착으로 인해 신경뿌리의 실질조직까지 신경 차단이 발생하는 경우 신경이 지배하는 근육들에서 위축이 발생할 수 있다.

하나 더 척수 원추 증후군(Conus Medullaris Syndrome)과 마미 증후군(Cauda Equine Syndrome)

[그림1-2] 척수 원추 증후군과 마미 증후군

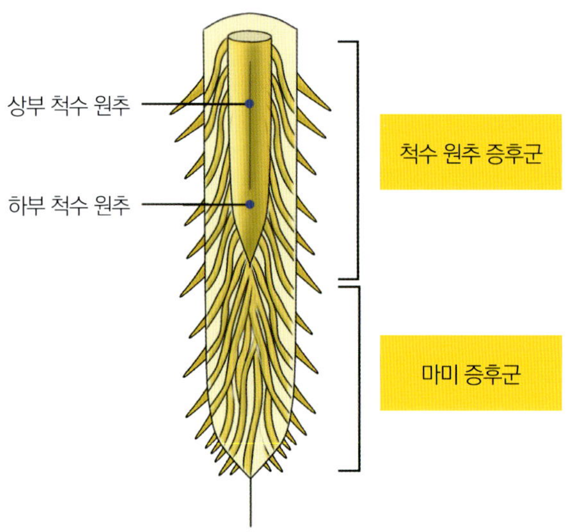

척수 원추 증후군(Conus Medullaris Syndrome)은 척수 원추가 위치한 부위의 압박골절이나 디스크 질환, 황색인대 골화증 또는 종양 등의 원인으로 발생한다.
그리고 마미 증후군(Cauda Equine Syndrome)은 골절이나 디스크 질환, 척추관협착증, 강직성 척추염 등의 질환에서 대부분 요추의 퇴행성 변화로 인해 척수 원추 아래에 있는 여러 다발의 신경 뿌리가 압박되어 발생하고 드물게는 허리수술 후 후유증으로 발생하기도 한다.

이 두 증후군은 다리의 통증과 마비, 근력 약화와 감각 저하뿐만 아니라 방광과 장 기능의 마비까지 일으킨다는 점에서 증상이 비슷해 둘의 구분이 모호할 때가 많다. 그러나 앞서 언급했듯 척수 원추는 중추신경에 속하고 마미 신경은 말초신경에 속하기 때문에 척수 원추의 손상 시 증상이 훨씬 심하게 나타나므로 더욱 주의해서 살펴야 한다. 그렇지만 두 질환 모두 응급수술을 필요로 하는 대표적인 허리질환이기 때문에 진단 및 치료가 늦으면 다양한 후유증이 남을 수 있으므로 주의해야 한다.

2) 협착 부위에 따른 유형과 증상

요추부 척추협착증은 신경이 지나가는 통로를 통한 신경포획으로 특징적인 신경증상을 발생시키고, 포획을 발생시키는 통로들에 따라 척추협착증의 유형을 나눌 수 있다.

신경포획이 발생하는 위치에 따라, ①척추관에서 경막강을 포획하는 중앙부(central) 척추협착증, ②척추관과 후관절의 경계부에서 신경뿌리를 포획하는 측와(lateral recess) 척추협착증, ③추간공에서 신경뿌리를 포획하는 추간공(foraminal) 척추협착증, ④추간공 바깥부위에서 신경뿌리를 포획하는 추간공외(extraforaminal) 척추협착증으로 나눌 수 있다. 그리고 신경증상의 위치에 따라 양측성 척추협착증은 중앙부 척추협착증을 의미하고, 편측성 척추협착증은 측와, 추간공, 추간공외 척추협착증을 의미한다.

[그림1-3] 요추부 척추협착증의 협착 부위에 따른 분류

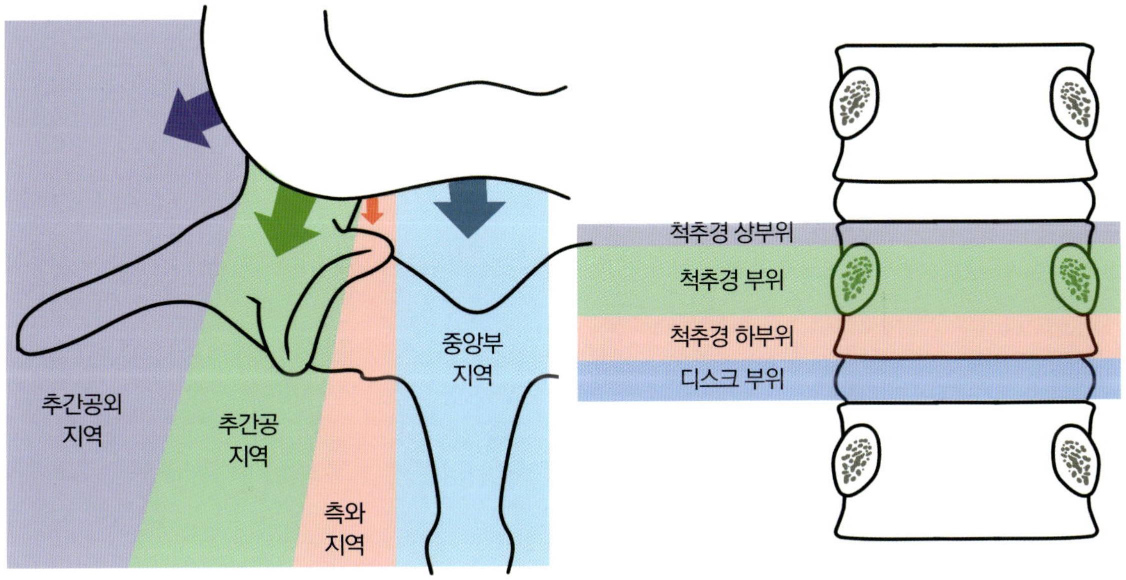

[그림1-4] 척추관협착증의 유형 및 퇴행성 변화와 해부학

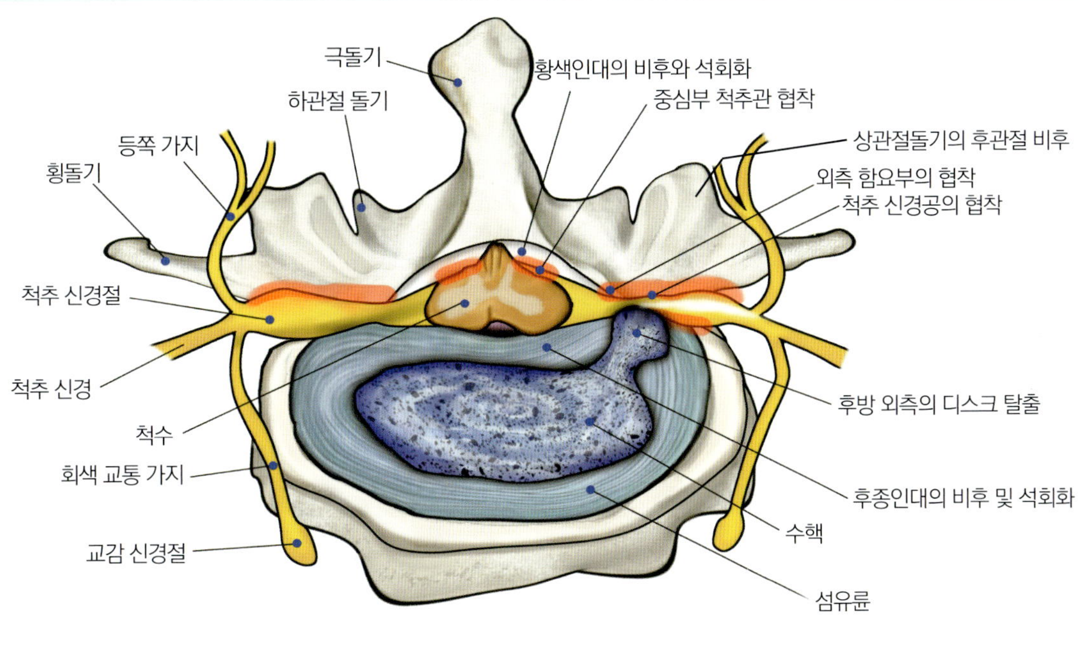

편측 외측부 척추관협착증과 중심부 척추관협착증의 통증유발 자세

편측 외측부 척추관협착증은 발생 위치에 따라 입구부(Entrance zone), 중간부(Mid zone), 출구부(Exit zone)의 협착증으로 구분되는데 이는 전체 요추부 신경근 병증의 8~11%를 차지한다.
입구부는 외측 함요부(Lateral recess)로 상관절돌기, 경막, 척추경, 추체 및 추간판으로 둘러싸인 공간으로 신경 뿌리가 뇌척수액과 신경주위막에 둘러싸여 나오는 부위이다. 중간부는 척추 협부(Pars Interarticularis), 척추경, 추체 및 척추관으로 둘러싸인 공간으로 신경 뿌리가 척추 신경공(Intervertebral Foramen)으로 빠져나가는 중간 부위이다. 마지막으로 출구부는 척추경, 추체, 추간판, 후관절 및 황색인대로 둘러싸인 공간으로 신경 뿌리가 척추 신경공 밖으로 빠져나가는 부위이다. 이러한 척추 신경공의 입구부, 중간부, 출구부 모든 부위에서 후관절의 퇴행성 변화로 인한 협착이 발생할 수 있기 때문에 편측 외측부 척추관협착증의 경우에는 걷거나 서거나 앉아 있거나 또는 누워 있는 어떤 자세에서도 협착된 부위에서 후관절의 움직임에 의해 신경뿌리가 자극되며 좌골신경통이 발생할 수 있다. 그렇기 때문에 실제 임상에서 편측 외측부 척추관협착증의 통증유발 자세를 예측하기 어렵다.

하지만 반대로 중심부 척추관협착증은 중심부인 척추관의 협착으로 인해 발생하기 때문에 상대적으로 통증유발 자세를 예측하기 쉽다. 척추관의 부하가 증가될 때 통증이 유발되고 반대로 부하가 감소될 때 통증이 줄어들게 된다. 따라서 서 있거나 허리를 펴고 걷는 자세처럼 척추관을 좁게 만드는 자세에서 통증이 유발되고 반대로 허리를 앞으로 숙이거나 유모차와 같은 지지대를 사용하여 걷는 경우 척추관이 넓어져 협착으로 인한 통증이 줄어들게 된다.

2. 유발 원인에 대한 구조적 접근

1) K-W 퇴행단계를 통한 구조적 접근

1970년대에 Kirkaldy-Willis는 척추 움직임과 연관된 척추 분절의 퇴행 개념을 설명하였고, 추간판과 후관절의 진행성 마모를 유발하는 퇴행의 일련 과정들을 제시하였다. 그는 단일 척추 분절에서 정상적인 척추 움직임을 위한 추간판과 두 개의 후관절들의 상호 의존성을 강조하였고, 세 개의 관절들 중 후관절의 손상이나 디스크의 장애가 단일 척추 분절 전체에 어떻게 손상을 초래하는지를 척추의 세 가지 퇴행의 단계들을 통해 설명하였다. 또한 그는 척추 퇴행에서 추간판과 후관절의 형태학적 특징들을 설명하였고, 각각의 척추 퇴행의 단계들을 통해 다양한 임상증상들이 어떻게 연관될 수 있는지를 가정했다.

하지만 척추 퇴행의 과정은 Kirkaldy-Willis의 척추 퇴행 모델에서 주장된 개념뿐만 아니라 유전적 요인과 내적 또는 외적 환경이 척추 분절의 내구성이나 척추 움직임에 생역학적 영향을 끼칠 수 있는 점을 인식해야 한다.

[그림1-5] 척추 퇴행의 3단계

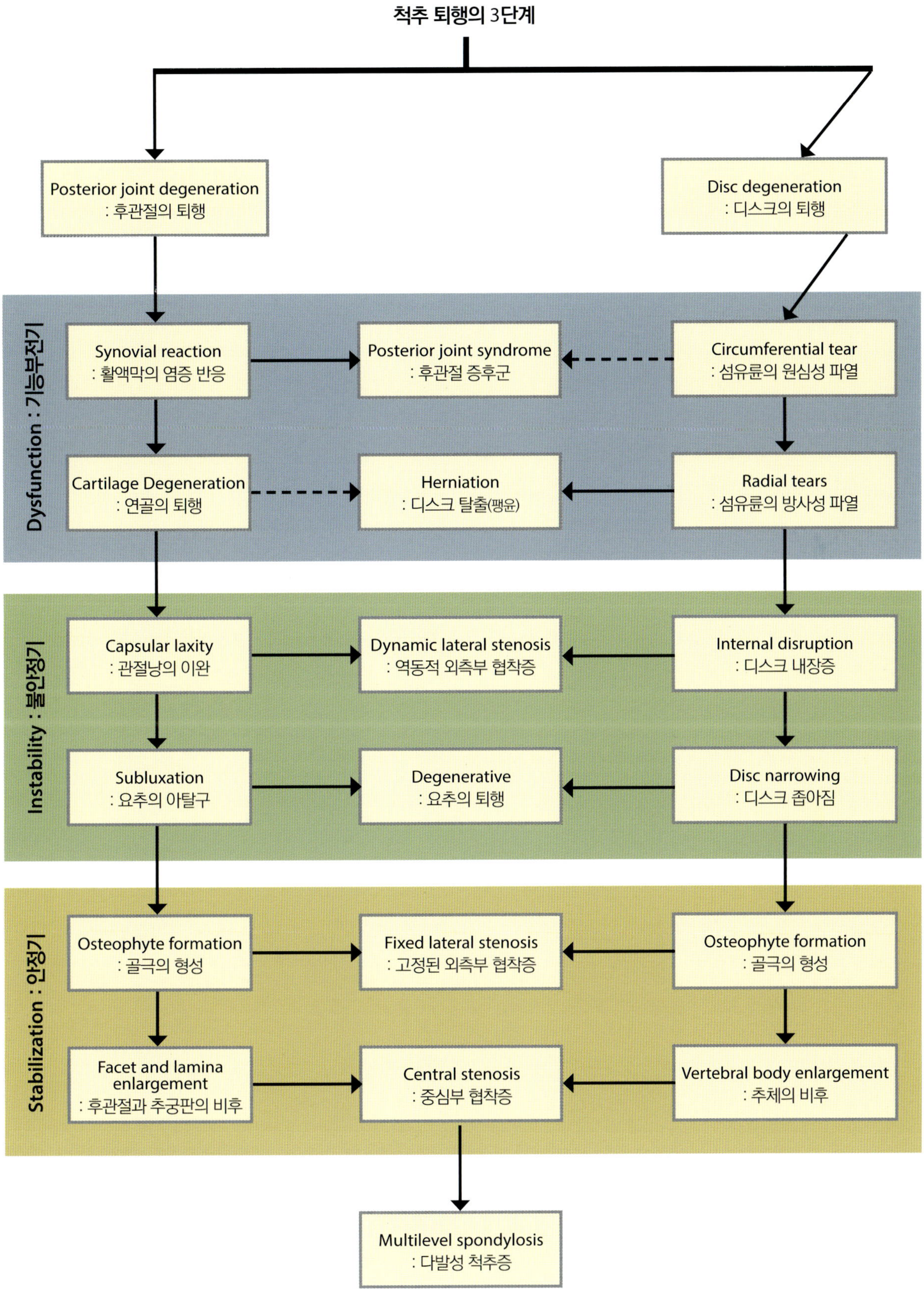

Kirkaldy-Willis의 척추 퇴행의 세 가지 단계를 더 자세히 해석하면 다음과 같다.

첫 번째, 기능부전기(Dysfunction stage)

단일 요추 분절의 기능이상으로 인한 비정상적인 움직임은 염증, 근육의 긴장 또는 보상작용으로 인해 요추 전체의 움직임 제한을 발생시킬 수 있다. 요추의 정렬을 기준으로 극돌기가 정중선을 유지하거나 근육의 긴장으로 인해 특정 요추 분절에서 한쪽으로 편위를 보일 수도 있다. 요추 분절의 편위로 인한 손상은 외상성 자극이 아니라 체중을 지탱하는 근육들의 긴장과 약화로 기인한 것이다. 그리고 이러한 손상은 후관절의 관절낭 염증뿐만 아니라 디스크 섬유륜의 원주형 파열을 발생시킬 수 있다. 그리고 요추 주변의 인대들과 근육들의 손상은 요추 편위로 인한 손상과는 달리 더 큰 외부 외상을 필요로 한다. 기능이상으로 인한 후관절의 지속적인 미세자극은 관절낭 염증, 활막의 비후, 삼출액 발생으로 섬유증을 유발한다. 그리고 디스크내 섬유륜의 작은 파열은 후관절의 손상과 함께 요추 분절의 움직임을 제한시킬 수 있다.

두 번째, 불안정기(Instability stage)

기능부전기에 의해서 후관절의 활막은 염증 과정을 통해 삼출액을 발생시키고 섬유증을 유발하는데, 요추 굴곡이나 축성 부하 또는 반복적인 미세 움직임에 의해서 후관절 관절낭의 파열이 발생하고 디스크 내부 압력이 증가할 때 초기 불안정을 유발할 수 있다. 디스크 핵으로 이루어진 디스크 내부 물질이 섬유륜의 찢어짐을 통해 외부로 돌출되기 시작하여 디스크 높이가 감소하고 후관절 관절낭의 파열과 함께 불안정을 지속시킨다. 이러한 불안정은 디스크 탈출로 인한 유동성 협착을 발생시키고, 가역적인 상태를 유지한다. 하지만 후관절과 디스크의 변화가 지속적으로 유지되면 요추의 움직임은 증가하고, 불안정기가 진행됨에 따라 후관절과 디스크의 손상을 되돌릴 수 없게 된다.

세 번째, 안정기(Stabilization stage)

불안정기에서 후관절의 파열로 인한 관절낭의 이완과 디스크 높이의 소실이 진행될 때, 후관절의 비후와 관절낭의 이완으로 인해 후관절을 형성하는 상·하 관절돌기의 겹침 현상이 발생되면서 후관절 아탈구를 발생한다. 불안정상태에 장기간 노출되면, 추체사이 디스크 높이의 최종 소실과 추체 종판의 골극은 척추 분절을 안정화시킨다. 이러한 후관절과 디스크의 변화는 편측 측와 및 추간공의 협착을 발생시키고, 움직임으로 인한 추간공 신경 포획을 유발할 수 있다. 편측 협착 이후 디스크 가장자리의 추체에서 골극의 형성과 함께 디스크의 변화가 고정되며, 척추 분절이 안정되고 요추 분절들의 움직임이 지속적으로 소실된다. 이것은 황색인대의 비후와 함께 골화 또는 석회화를 유발하고, 요추 단일 분절에서부터 다발성 분절을 통해 중앙부 척추관 협착을 유발할 수 있다.

척추의 퇴행은 청년기를 거쳐서 노년기를 통해 발생하고, 통증의 유무와 관계없이 필연적으로 발생되는 노화의 결과이다. Miller 등은 600개 부검 표본의 거시적 디스크 변성 등급을 기반으로 20세에 16%에서, 70세에 약 98%로 디스크 변성이 증가했다고 보고하였다. 60세 이상의 성인은 30세에서 50세 사이의 성인보다 퇴행성 디스크 자체로 인한 통증은 덜 하고, 오히려 퇴행성 골관절염이나 척추협착증과 같은 다른 퇴행성 질환으로 인한 통증이 발생된다.

세포 및 조직 수준에서 디스크의 퇴행은 3단계 생화학적 변화를 통해 설명할 수 있다. 첫 번째, DNA와 단백질 손상으로 인해 단백질 형성과 단백질 분해 사이의 균형이 무너지면서, 디스크 구조를 유지하는 세포외 기질이 분해될 수 있다. 두 번째, 디스크 손상에 대한 불규칙한 세포 신호 반응이 정상적으로 조절되지 않는 경우, 디스크내 세포 성장 주기에서 정지 상태뿐만 아니라 세포 사멸로 이어질 수 있다. 마지막으로 세 번째, 생화학적 손상으로 인해 디스크 구조와 기능 상실은 디스크의 변형을 초래할 수 있다.

척추에서 생역학적 움직임이 발생할 때, 섬유륜(AF)은 외부의 생역학적 부하에 대한 긴장을 견디고 디스크핵(NP)은 내부의 기계적 자극에 의한 압박력을 흡수하거나 재분배를 한다. 디스크를 구성하는 섬유륜과 디스크핵 둘 중 하나가 외적으로 생역학적 손상을 발생시키거나 내적으로 생화학적 변성을 초래하면, 기능적 척추 단위체에서 기계적 힘분포가 변경되어 척추의 퇴행성 변화를 발생한다.

지금까지 Kirkaldy-Willis의 척추 퇴행 모델, 세포 및 조직 수준에서 일어나는 생화학적 변화를 통한 디스크의 퇴행, 디스크 손상으로 기능적 척추 단위체에서 기계적 힘분포의 변경으로 인한 척추의 퇴행성 변화에 대해 알아보았다. 하지만 허리의 움직임은 기능적으로 골반과 고관절의 움직임과 연관되어 있기 때문에 허리에서 기인한 통증과 움직임 장애의 원인을 알기 위해서는 앞서 언급된 요추 분절의 퇴행성 변화뿐 아니라 요추의 기능성 퇴행과 골반과 고관절의 기능성 퇴행을 이해해야 한다.

[그림1-6] Kirkaldy-Willis의 척추 퇴행의 세 가지 단계 요약

STAGE	요추, 후관절, 디스크의 퇴행
STAGE1. 기능부전기	체중을 지탱하는 근육들의 긴장과 약화 ➡ 특정 요추 분절의 편위 ➡ 후관절 관절낭의 염증 ➡ 디스크 섬유륜의 원주형 파열 ➡ 후관절의 지속적 미세자극으로 관절낭 염증, 활막 비후, 삼출액 발생, 관절낭의 섬유증 ➡ 요추 분절의 움직임 제한
STAGE2. 불안정기	후관절 관절낭의 섬유증과 파열로 인한 관절낭의 이완 ➡ 디스크 내부 압력이 증가할 때 초기 불안정이 유발 ➡ 섬유륜이 찢어지며 디스크 핵이 외부로 돌출되기 시작 ➡ 디스크 높이가 감소하며 불안정을 지속 ➡ 디스크 탈출로 인한 유동성 협착을 발생
STAGE3. 안정기	후관절 아탈구 발생, 불안정상태의 장기간 노출 ➡ 추체사이 디스크 높이의 최종 소실과 추체 종판의 골극 ➡ 척추 분절의 안정화 ➡ 편측 측와 및 추간공의 협착 ➡ 디스크 가장자리의 추체에서 골극 형성과 함께 디스크의 변화가 고정 ➡ 척추 분절이 안정되고 요추 분절들의 움직임이 지속적으로 소실 ➡ 황색인대의 비후와 함께 골화 또는 석회화 ➡ 요추 단일 분절에서부터 다발성 분절을 통해 중앙부 척추관 협착 유발

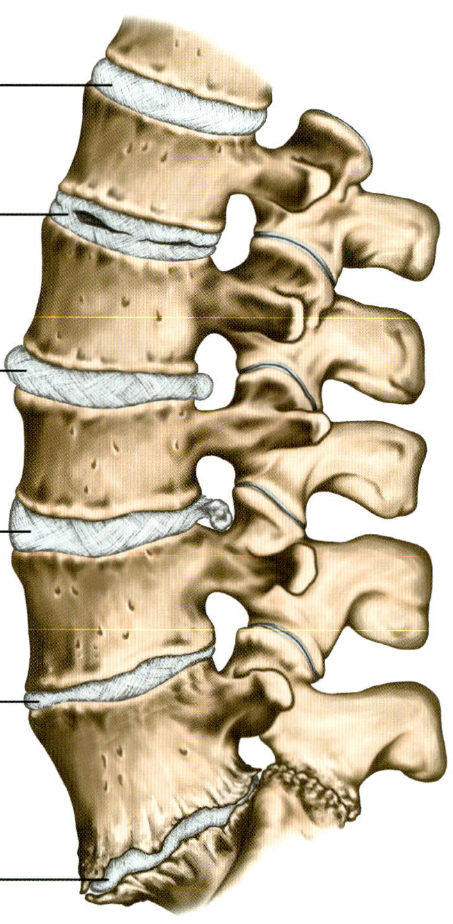

2) 구조적 변화와 영상의학적 진단

요추부 척추관협착증에서 신경포획 부위의 구조적 변화는 ①디스크의 퇴행으로 인한 추체사이 공간의 좁아짐, ②양측 또는 편측 후관절의 퇴행성 비후 또는 삼출액 증가, ③퇴행성 디스크들로 인한 추체사이 높이 소실로 인해 황색인대의 비후로 보이는 겹침현상, ④디스크와 후관절의 퇴행으로 인한 보상적 충격흡수에 대한 추체들의 다발성 골극 형성, ⑤척추분리를 동반한 척추전방전위증을 볼 수 있다. 이러한 구조적 변화들은 MRI 스캔과 엑스레이 등의 영상진단을 통해 확인할 수 있고 수술에 대한 적응증으로 사용된다.

[그림1-7] MRI로 볼 수 있는 요추부 척추관협착증의 구조적 변화

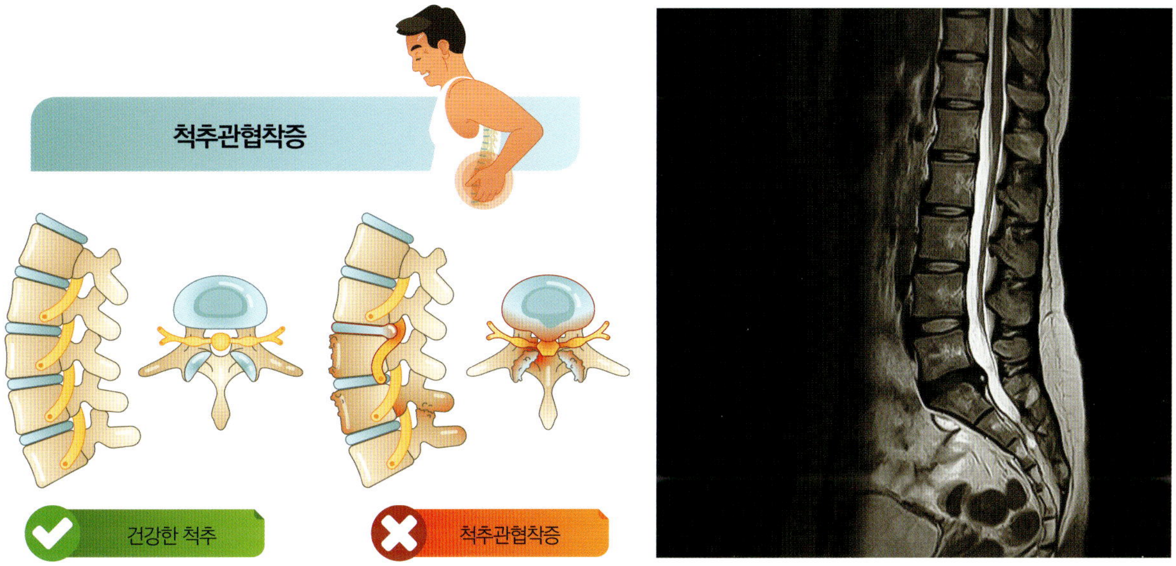

3. 증상에 대한 구조적 접근법의 임상적 한계

요추부 척추관협착증에서 신경포획의 기전은 신경조직의 기계적 압박을 통해 발생하고, 경막강 또는 신경뿌리의 기계적 압박에 따라 특징적인 신경증상을 발생시킨다.

1) 신경원인성 간헐적 파행증

경막강의 기계적 압박은 퇴행성 구조변화들로 인해 척추관의 중앙부에서 발생하고, 특징적 움직임으로 인해 척추관의 중앙부를 압박하고 신경원인성 간헐적 파행증을 발생시킨다. 신경원인성 간헐적 파행증은 보행 시 다리에 힘이 빠지고, 저림증을 동반한 감각이상을 발생시키며, 양 종아리가 터질 듯한 증상과 함께 무거운 느낌을 발생시킨다. 그리고 일반적으로 양측 하지에서 좌골신경통 양상의 통증을 발생시키지 않는다.

신경원인성 간헐적 파행증은 요추의 신전으로 인한 척추관 압박을 발생시키는 경우 척추관내 경막강의 기계적 압박을 유발하지만, 요추의 굴곡 자세로 인해 척추관의 공간을 확장시키는 경우 척추관내 경막강의 기계적 압박을 해소시킬 수 있다. 그렇기 때문에 요추부 척추협착증을 호소하는 노령인구에서 쇼핑카트를 밀고 다니는 모습을 볼 수 있고, 이러한 현상을 쇼핑카트증후군이라고 말한다.

[그림1-8] 신경원인성 간헐적 퇴행증

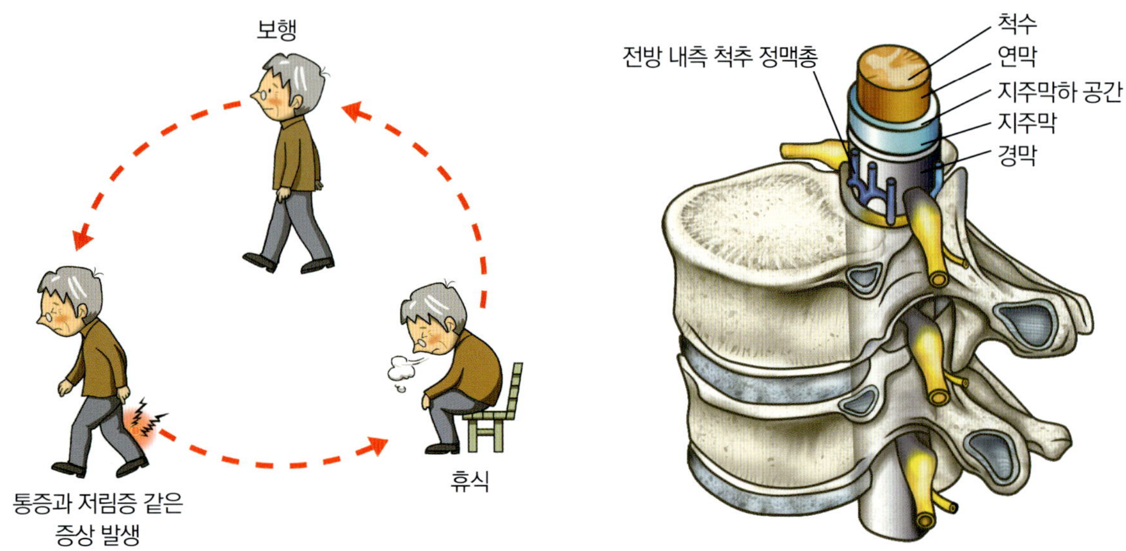

신경원인성 간헐적 파행증은 요추 하부에서 기계적 압박으로 인한 경막강의 포획을 발생시킨다. 그리고 경막강의 포획은 지주막하 공간 내 뇌척수액 흐름을 저하시키고, 뇌척수액 압력을 증가시킨다. 신경뿌리 주변에서 혈액을 공급하는 정맥총의 압력을 증가시키고, 모세혈관내 압력과 혈관 투과성을 증가시킨다. 혈액순환 장애로 인해 신경뿌리의 부종과 함께 염증을 유발하고, 신경의 전도장애와 함께 후근신경절의 기계적 변형이나 염증, 허혈성 손상으로 이소성 방전현상(Ectopic discharge)을 발생시킨다. 이소성 방전현상은 Na+채널의 비정상적인 발현으로 신경전달이 단절되어 발생하는 이질통(Allodynia)으로 인한 신경병성 통증을 발생시킨다. 마미신경의 기계적 압박은 척추관 내 신경뿌리의 혈액순환 장애와 신경병성 통증을 통해 신경원인성 간헐적 파행증을 발생시킨다.

(1) 신경원인성 간헐적 파행증의 내과적 치료

요추부 척추협착증에서 보편적으로 쓰이는 신경원인성 간헐적 파행증의 내과적 치료는 ①혈액순환 장애를 회복하기 위해 프로스타그란딘 E1 유사체인 리마프로스트(limaprost, [예] 제품명 오팔몬)를 사용하고, ②이질통과 같은 신경병증성 통증을 줄이기 위해 뇌전증에 함께 사용되는 프레가발린(pregabalin, [예] 제품명 리리카)을 사용한다. 하지만 임상에서 신경원인성 간헐성 파행증을 위해 리마프로스트와 프레가발린 제제를 함께 사용하더라도 신경의 부종이나 염증이 심하게 진행되는 경우 약들의 적응증과 관계없이 유효한 효과를 보지 못할 수 있다.

2) 방사통으로 인한 좌골신경통

신경뿌리의 기계적 압박은 퇴행성 구조적 변화들로 인해 신경공과 주변에서 발생하고, 움직임의 유무와 관계없이 허리에서 엉덩이 및 하지로 방사통을 발생시킨다. 요추부 척추관협착증에서 이와 같은 신경증상은 좌골신경통을 말하고, 요추부 신경뿌리병증의 증상을 의미한다. 편측 척추관협착증은 디스크 탈출과 같은 급성기 좌골신경통과 다르게 신경차단으로 인한 신경학적 결손증상을 보이지 않는 경우가 상대적으로 많지만, 신경뿌리의 껍질이나 경막소매를 자극하면 엉덩이나 하지를 타고 내려가는 극심한 염증성 통증을 발생시킨다.

[그림1-9] 좌골신경의 구성과 주행경로

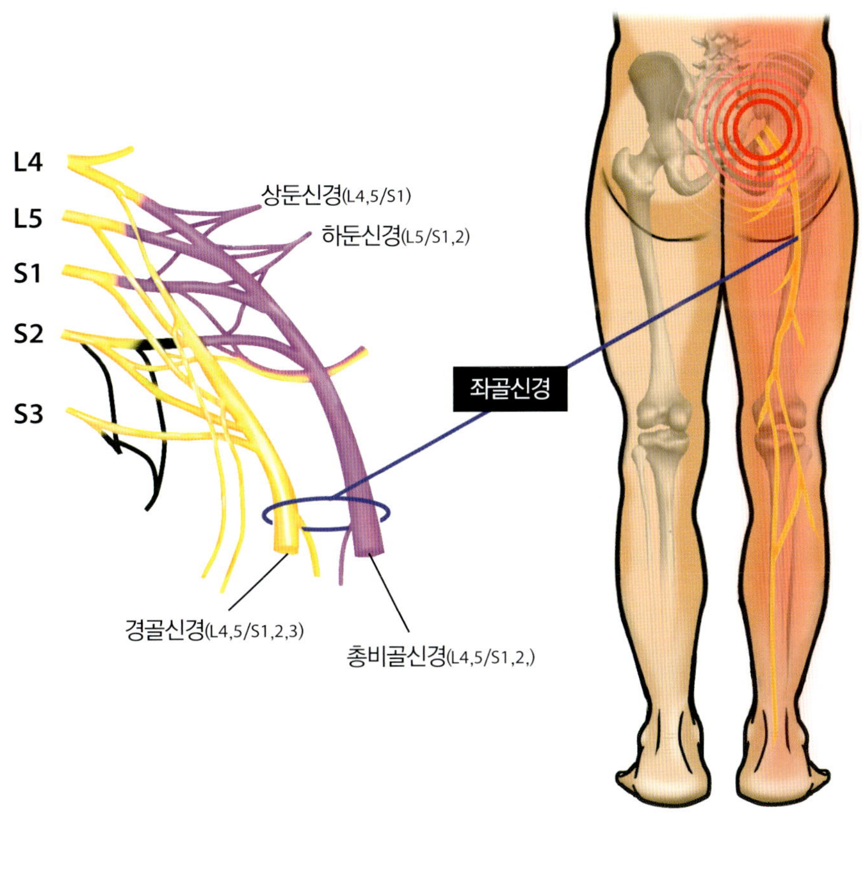

(1) 신경치료의 문제점

요추부 척추협착증에서 방사통 양상의 좌골신경통 치료는 보편적으로 스테로이드를 이용한 경막외 신경차단술이나 후관절 부위 신경차단술을 시행한다. 하지만 신경차단술에 쓰이는 국소 스테로이드인 트리암시놀론은 분말 성분으로 제조되었기 때문에 체내에 들어가면 소변으로 배설되기보다는 국소 부위에 침착되는 경향이 있다. 염증을 치료하기 위해 사용된 국소 스테로이드는 역

설적으로 국소 부위에 침착되면서 면역억제작용을 하고 오히려 염증을 유발시키는 요인으로 발생된다. 그래서 요추부 신경차단술의 처음 치료에서 드라마틱한 효과를 경험한 환자들이 재차 동일한 치료를 받은 이후 유효한 효과를 보지 못한 경우를 흔하게 볼 수 있는 것이다.

[그림1-10] 경막외 신경차단술

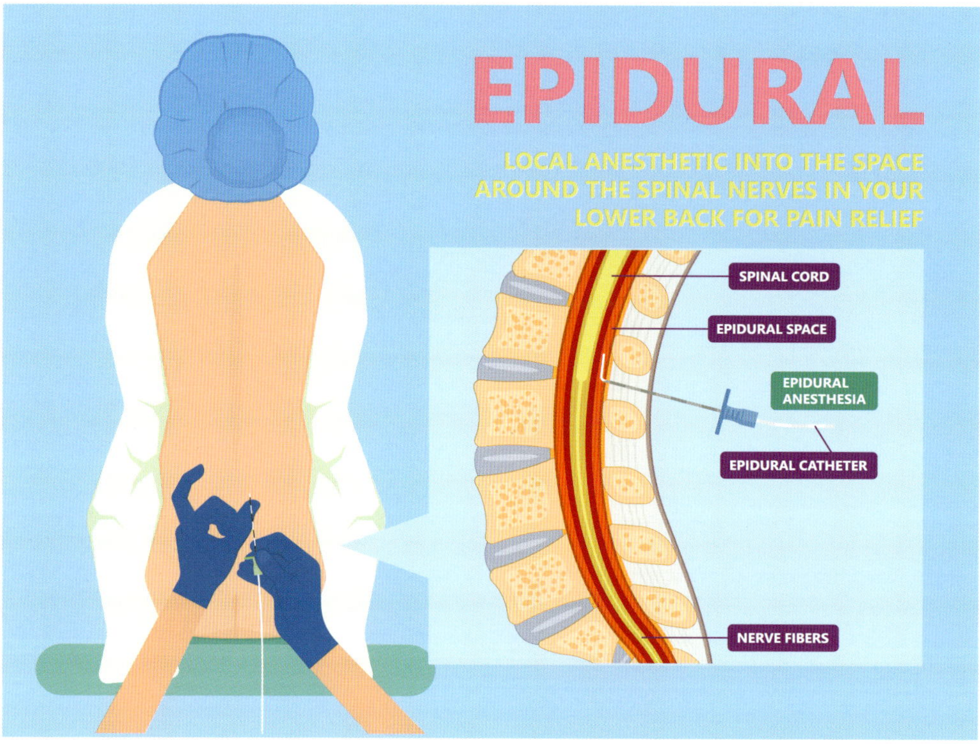

(2) 수술의 득과 실

요추부 척추협착증에서 가장 흔한 수술은 신경이 주행하는 통로를 넓히기 위해 척추의 추궁판을 제거하는 감압추궁절제술(decompressive laminectomy)이다. 추궁절제술은 감압을 위해 척추의 유합 또는 손상된 디스크의 제거도 함께 동반될 수 있다. 또한 척추를 결합하기 위해 수술용 임플란트를 이식하여 척추 유합수술(lumbar interbody fusion)을 시행할 수 있고, 이러한 수술용 임플란트는 유합을 강화하고 척추의 불안정한 부분을 지지할 수 있다. 그 외 요추부 척추협착증의 수술들은 추궁판에 개구부를 만들어 신경뿌리에 가해지는 압력을 완화시키는 추궁절개술(laminotomy), 신경뿌리를 위한 출구의 외과적 개방이나 확장을 시키는 추간공절개술(foraminotomy), 척추관의 공간을 넓히기 위해 비후된 후관절의 일부를 제하는 내측 후관절 절제술(medial facetectomy), 퇴행성 변화들로 인해 척추관과 추간공이 좁아져서 손상된 신경뿌리를 감압하는 내시경 감압술(endoscopic decompression)을 예로 들 수 있다.

요추부 척추협착증에서 신경뿌리의 감압수술을 시행한 이후 재발 또는 증상의 호전이 없는 경우를 임상에서 흔하게 접할 수 있기 때문에 장기간 수술 후 예후에 대한 의문을 품을 수 있다. 요추부 척추협착증의 수술은 요추부에서 척추관과 신경공에 대한 직접적인 구조적 접근을 통해 시행되기 때문에 신경뿌리의 압박이 풀린다면 방사통 양상의 좌골신경통이 소실되어야 할 것이다. 특히 수술용 임플란트를 이식하여 감압을 유도하고 직접적으로 불안정한 부분을 지지하는 척추 유합수술의 경우, 요추의 신경공에서 유발되는 신경뿌리의 방사통이 완전히 소실되어야 하지만 임상에서 척추 유합수술을 시행한 이후 오히려 방사통 양상의 좌골신경통을 호소하는 경우들을 많이 관찰할 수 있다. 그렇다면 요추부 척추협착증에서 좌골신경통의 원인을 반드시 척추 퇴행으로 인한 구조적 변형으로만 고려하지 않고 요추와 기능적으로 연결되는 주변 관절들의 기능적 문제 또한 고려해보는 것이 바람직하지 않을까 생각된다.

[그림1-11] 감압추궁절제술

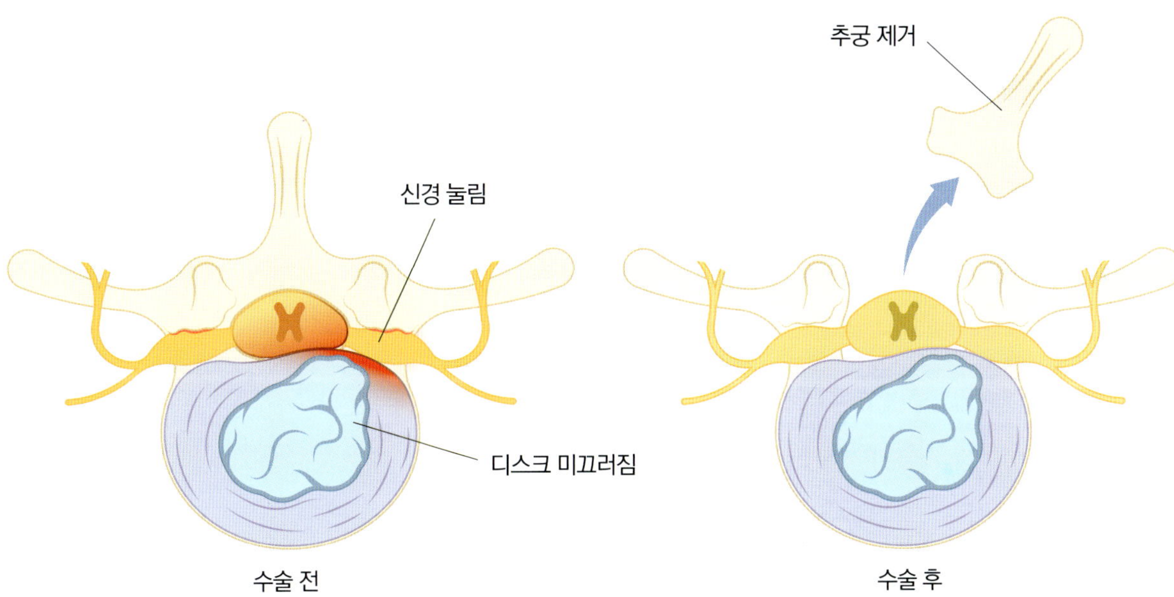

4. 기능적 접근의 필요성

요추부 척추협착증에서 보이는 요추의 퇴행성 변화는 요추의 움직임과 기능적으로 연결되는 주변 관절들인 인접 분절의 요추들, 천장관절을 포함한 골반 그리고 고관절의 생역학적 과부하를 발생시킬 수 있다. 또한 협착된 요추에 인접한 주변 관절들의 생역학적 과부하는 지속적인 관절의 기능이상을 통해 퇴행성 변화를 유발시킬 수 있다. 그렇기 때문에 한 관절의 퇴행으로 인한 통증과 움직임 장애가 있을 때는 움직임과 기능적으로 연결된 인접 관절들의 퇴행에 대해 고려해야 한다.

요추부 척추협착증의 일반적 진단은 요추부의 기계적 압박을 유발할 수 있는 구조물들의 퇴행성 변화를 알 수 있는 MRI스캔과 같은 영상진단장비를 통해 시행된다. 또한 요추부 협착증의 일반적 치료들은 요추부 신경차단술이나 감압수술을 통해 신경 내 스트레스를 줄이기 위해 시행된다. 요추 협착증에서 진단과 치료는 요추라는 국소부위를 대상으로 접근하는 공통점을 가지고 있고, 요추의 퇴행성 변화로 인한 구조적 문제를 해소시키기 위한 구조적 접근을 의미한다.

보행이나 일상생활을 위한 허리의 움직임은 요추의 움직임뿐 아니라 골반과 고관절의 움직임을 기능적으로 요구한다. 그렇기 때문에 요추부 척추협착증과 같이 허리의 움직임과 연관된 요추의 퇴행은 움직임과 기능적으로 연결된 골반 및 고관절의 퇴행을 고려해야 한다. 양방에서 시행되는 일반적인 구조적 접근법은 움직임과 연관된 퇴행의 과정을 단일 관절에 국한시킨 진단과 치료를 의미하지만, 기능적 접근법은 움직임과 기능적으로 연결된 인접된 관절들까지 연계시킨 생역학적인 진단과 치료를 의미한다.

[그림1-12] 요추부 척추협착증의 기능적 진단과 구조적 진단

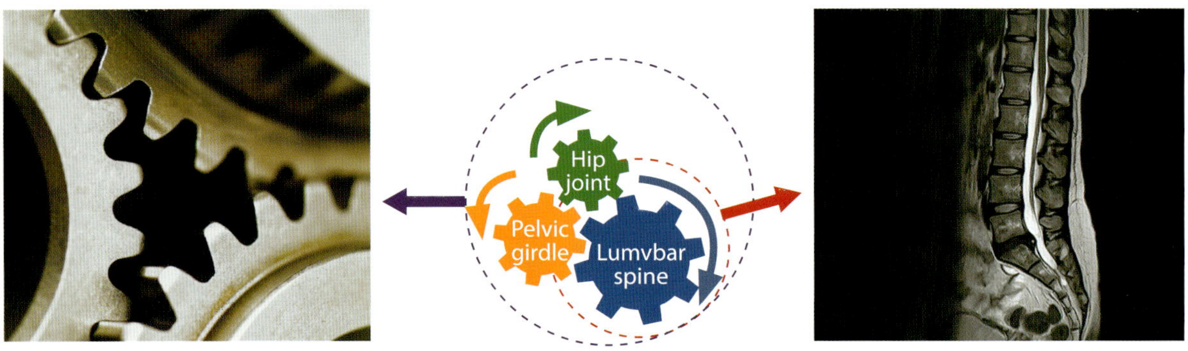

기능적 진단: 허리의 움직임과 기능적으로 연결된 요추, 골반, 고관절의 퇴행성 변화와 관절의 기능이상에 초점

구조적 진단: 요추의 퇴행성 변화로 인한 병리해부학적인 문제에 초점

하나 더

통증에서 적응(adaptive)과 부적응(maladaptive)의 의미

적응 통증은 일반적으로 외상으로 인한 침해수용성 통증과 조직 손상으로 인한 염증성 통증을 말한다. 적응 통증은 손상에 대한 보호적 반응으로 주로 급성기 통증의 치유과정과 연관되어 발생한다. 적응 통증에서 발생한 급성 통증은 구조적 염증을 의미하고, 신체에 발생한 구조적 손상으로 인한 위험에 대한 경고를 나타내는 신호를 의미한다.

부적응 통증은 일반적으로 기능성 통증과 신경병증성 통증을 말한다. 부적응 통증에서 발생한 만성 통증은 구조적 손상으로 인한 염증이 아니라 움직임에 의해 발생되는 기능성 염증을 의미하고, 외부의 구조적 통증 자극과 치유과정에서 연관성을 찾기 어렵다. 신경병증성 통증은 적응 통증에서 발생한 통증의 자극 원인보다는 지속적이고 반복적인 신경계의 신호전달 이상으로 부적응 통증을 발생시킨다.

생역학에서 부적응은 기능적 움직임 시 발생한 통증에 대해 적응하지 못한 경우로 부적응 통증과 달리 즉각적으로 반응하는 급성 통증을 의미한다. 생역학적 부적응은 불안정상태를 의미하고, 생역학적 과부하로 발생한 급성기 통증을 의미한다.

생역학에서 적응은 기능적 움직임 시 발생한 통증에 대해 적응한 경우로 적응 통증과 달리 즉각적으로 반응하지 않는 만성 통증을 의미한다. 생역학적 적응은 안정상태를 의미하지만 불안정상태에서도 발생할 수 있다.

(참고) 구조적 염증과 기능성 염증

구조적 염증	기능성 염증
외부 자극(타박상 등)에 의하여 나타나는 염증이다. 자극 이후 약 1~2주간 지속되며 진통소염제에 대한 순응도가 좋다. 발적, 부종, 열감, 통증 그리고 기능의 소실 등의 임상 증상이 나타난다.	움직일 때마다 움직임에 의해 염증이 유발되는 염증이다. 일반적인 염증 치유기간(1~2주) 이후에도 잔존하며 6주~3개월 이상 지속되는 만성 통증에서 나타난다. 진단이 불가능한 경우가 많고 진통소염제에 대한 순응도가 좋지 않다. 과민성대장증후군에서의 기능성 염증과는 다른 의미가 있다.

Ⅱ. 요추-골반-고관절 복합체(LPHC)에서 기능적 퇴행

1. 기능적 움직임 장애에서 퇴행

기능적 움직임 장애에서 구조적 퇴행과 기능적 퇴행은 통증과 움직임 장애를 발생시키고, 퇴행의 과정은 생역학적으로 설명될 수 있다.

퇴행은 구조적 변형으로 인해 관절의 기능장애를 발생시킨다. 구조적 퇴행은 노화로 인한 관절의 마모뿐만 아니라 20대 운동선수들의 무리한 과사용으로 인한 관절의 마모, 외상으로 인한 관절의 구조적 변형과 마모로 인해 생긴다. 이러한 관절의 구조적 변형과 마모는 관절의 통증과 가동성 장애를 발생시킨다.

요추-골반-고관절 복합체에서 요추의 구조적 퇴행은 후관절의 활막염, 아탈구, 비후 등을 통해 해부학적 변형을 발생시키고, 디스크의 원심성 균열, 방사상 파열, 아탈구, 탈수화 등을 통해 해부학적 변형을 발생시킨다. 구조적 퇴행은 기능적 움직임 단위체의 구성 성분 중 각각의 관절에서 해부학적 변형을 동반한 병적상태를 의미한다.

요추-골반-고관절 복합체에서 기능적 퇴행은 시간의 흐름에 따라 구조적 변화와 기능의 소실이 함께 진행되는 것이다. 요추를 구성하는 디스크와 후관절들을 통해 해부학적 변화와 함께 진행되는 기능장애는 기능적 부정렬, 구조적 부정렬, 구조적 변형을 통해 순차적으로 기능적 퇴행을 만든다. 기능적 퇴행에서 기능적 부정렬은 해부학적 변화에 따른 특징적인 구조적 퇴행을 보이고, 구조적 부정렬이나 구조적 변형 또한 각각의 특징적인 구조적 퇴행을 보인다.

또한 요추의 기능적 퇴행은 요추의 움직임과 기능적으로 연결되는 다른 분절의 요추들이나 골반과 고관절에 기능적 퇴행에 영향을 끼칠 수 있다. 그렇기 때문에 수술과 같은 치료적인 구조적 변화나 퇴행성 관절염과 같은 병적 구조적 변화는 움직임과 기능적으로 연결되는 주변 관절들의 생역학적 과부하를 발생할 수 있고, 그중 취약한 관절에 퇴행성 변화와 함께 관절의 기능이상을 초래할 수 있다.

[표2-1] 기능적 퇴행

기능적 퇴행이란 시간의 흐름에 따라 구조적 변화와 기능의 소실이 함께 진행되는 것이다.

기능적 부정렬 → 구조적 부정렬 → 구조적 변형

2. 요추에서 기능적 퇴행

요추의 퇴행은 순차적으로 ①기능적 퇴행에 의한 기능적 부정렬, ②지속적인 기능적 퇴행과 함께 구조적 퇴행으로 인한 구조적 부정렬, ③지속적인 구조적 퇴행으로 인한 구조적 변형의 발생을 의미한다.

1) 기능적 부정렬

요추는 세 개의 복합관절인 디스크와 두 개의 후관절들을 통해 기능적 움직임을 담당한다. 안정상태는 요추에서 추체사이 디스크가 정상적인 충격흡수 작용을 하는 것이다. 안정상태에서 골반의 전방경사는 양측 장골들의 전방회전과 디스크를 안정화시키는 요추 전만을 유지하고, 기능적 움직임에 따른 골반내 비틀림을 통해 양측 장골들의 상대적인 전방회전의 차이를 발생시킨다. 그리고 안정상태에서 전방회전된 양측 장골들은 상대적인 후방회전을 각각 형성한다. 그렇기 때문에 안정상태서 골반내 비틀림은 생역학적 보상작용으로 요추의 비틀림을 발생시키고, 요추의 비틀림으로 인한 후관절의 생역학적 과부하는 요추의 기능적 부정렬을 발생시킨다. 또한 요방형근과 다열근과 같은 요추 안정화 근육들은 요추의 기능적 부정렬을 안정화시키기 위해서 정상적 활성화를 발생시킨다. 요추 안정화 근육이 디스크의 손상으로 인해 비정상적으로 활성화될 때 불안정상태로 전변할 수 있다.

2) 구조적 부정렬

요추의 기능적 부정렬에서 요추 안정화 근육들이 비정상적으로 활성화될 때, 요추 안정화 근육들의 불균형으로 인한 디스크내 생역학적 과부하가 생긴다. 이와 함께 지속적인 자극으로 인한 후관절의 관절낭 이완이 나타나고, 기능적 움직임에서 요추-골반-고관절 복합체의 불안정상태가 생긴다. 이와 같은 불안정상태를 요추의 구조적 부정렬이라 한다. 그렇기 때문에 불안정상태는 디스크내 생역학적 과부하로 인한 경막성 자극뿐만 아니라 디스크 탈출로 인한 좌골신경통을 포함하고, 퇴행성 디스크증으로 인한 허리에서 기인한 통증뿐만 아니라 퇴행성 디스크증을 동반한 천장관절의 기능이상을 포함한다. 불안정상태는 청소년기에서 노령기까지 디스크의 구조적 손상이나 변형으로 직간접적으로 통증을 유발하는 상태를 의미한다.

3) 구조적 변형

요추의 구조적 부정렬이 불안정상태에 지속적으로 노출될 때 불안정에 대한 보상작용으로 요추의 지속적인 구조적 퇴행을 동반한 구조적 변형이 생긴다. 요추의 구조적 변형은 디스크를 포함한 관절의 지속적인 퇴행성 변화로 인해 움직임 장애를 동반한 구조적 안정화를 발생시키지만, 이는 병적인 구조적 안정상태이며 지속적인 불안정상태에 노출되는 것이다. 그렇기 때문에 요추의 구조적 변형은 불안정상태의 연장 또는 지속을 의미하고, 요추와 기능적으로 연결된 천장관절을 포함한 골반과 고관절의 구조적 또는 기능적 퇴행을 유발할 수 있다. 요추의 구조적 변형은 디스크의 퇴행으로 인한 추체사이 높이 소실과 추체의 골극 형성, 후관절의 퇴행성 비후, 그리고 척추관의 공간 소실 등을 동반한 척추협착증과 급만성기 퇴행성 디스크증 등을 유발할 수 있다.

[표2-2] 요추의 기능적 퇴행

단계	내용
기능적부정렬	안정상태서 기능적 움직임에 따른 골반내 비틀림 ➡ 생역학적 보상작용으로 요추의 비틀림 발생 ➡ 후관절의 생역학적 과부하 ➡ 요추의 기능적 부정렬 ➡ 요추 안정화 근육들은 기능적 부정렬을 안정화하기 위해 정상적 활성화 발생
구조적 부정렬	요추 안정화 근육들의 비정상적인 활성화, 불균형 ➡ 디스크내 생역학적 과부하 ➡ 후관절의 관절낭 이완 ➡ 기능적 움직임에서 불안정상태 ➡ 디스크의 구조적 손상이나 변형으로 직간접적으로 통증을 유발하는 상태
구조적 변형	지속적인 불안정상태에 대한 보상작용 ➡ 요추의 구조적 퇴행을 동반한 구조적 변형 발생 ➡ 움직임 장애를 동반한 구조적 안정화(병적인 구조적 안정상태), 불안정상태의 연장 또는 지속 ➡ 골반과 고관절의 구조적 또는 기능적 퇴행 유발 ➡ 디스크의 퇴행으로 인한 추체사이 높이 소실과 추체의 골극 형성, 후관절의 퇴행성 비후, 그리고 척추관의 공간 소실 등을 동반

3. 골반에서 기능적 퇴행

골반의 퇴행은 순차적으로 ①천골 비틀림을 동반한 기능적 퇴행으로 인한 기능적 부정렬, ②지속적인 기능적 퇴행과 함께 천장관절의 구조적 퇴행으로 인한 구조적 부정렬의 발생을 의미한다.

1) 기능적 부정렬

허리의 기능적 움직임에서 전방굴곡을 할 때 요추의 굴곡은 반드시 골반의 전방경사를 동반해야 한다. 기능적 움직임에서 요추의 움직임 장애는 골반의 움직임에 영향을 끼칠 수 있다. 그리고 요추의 기능적 또는 구조적 퇴행은 움직임과 기능적으로 연결되는 골반의 생역학적 과부하를 발생시킨다. 골반의 기능적 부정렬은 요추의 안정상태와 불안정상태에서 천장관절의 기능적 퇴행을 동반한 천골 비틀림이 나타나기 때문에 통증이 없는 잠재적인 상태에서 심한 통증을 동반한 상태까지를 포괄적으로 포함한다. 그렇기 때문에 골반의 기능적 부정렬에서 통증의 유무에 따른 개개인의 골반내 비틀림을 생역학적으로 이해하고 요추-골반-고관절 복합체의 기능적 연관성을 통해 고유의 천골 비틀림을 결정해야 한다.

2) 구조적 부정렬

요추의 불안정상태에서 구조적 부정렬과 구조적 변형은 천장관절의 기능적 퇴행을 동반한 천골 비틀림을 발생시키고, 기능적 움직임을 저해하는 양측 또는 편측 천장관절의 구조적 퇴행을 발생시킨다. 골반의 구조적 부정렬에서 주로 편측 천장관절의 구조적 퇴행으로 인한 저가동성이 나타나지만 경우에 따라서 양측에서 교대로 저가동성이 나타날 수 있다. 천장관절의 구조적 부정렬은 구조적 퇴행으로 인한 편측 천장관절의 저가동성을 의미하고, 요추의 불안정상태에서 천장관절의 기능적 퇴행을 동반한 고유의 천골 비틀림을 포함한다. 골반의 구조적 부정렬이 지속적으로 진행될 때 양측 천장관절의 구조적 퇴행이 생기지만 요추의 퇴행처럼 구조적 변형으로 진행되지는 않는다. 만약 골반의 구조적 변형으로 인한 움직임 제한이나 과도한 저가동성을 발생시킨다면, 보행과 같은 요추-골반-고관절 복합체의 기능적 움직임은 생역학적으로 불가능할 것이다.

[표2-3] 골반에서 기능적 퇴행

기능적부정렬	요추의 기능적 또는 구조적 퇴행 ➡ 움직임과 기능적으로 연결되는 골반의 생역학적 과부하를 발생 ➡ 요추의 안정상태와 불안정상태에서 천장관절의 기능적 퇴행을 동반한 천골 비틀림을 발생 ➡ 통증이 없는 잠재적인 상태에서 심한 통증을 동반한 상태까지를 포함
구조적 부정렬	요추의 불안정상태에서 구조적 부정렬과 구조적 변형 ➡ 천장관절의 기능적 퇴행을 동반한 천골 비틀림을 발생 ➡ 기능적 움직임을 저해하는 양측 또는 편측 천장관절의 구조적 퇴행이 발생하며 천장관절의 저가동성 동반 ➡ 천장관절의 구조적 부정렬은 구조적 퇴행으로 인한 편측 천장관절의 저가동성을 의미, 요추의 불안정상태에서 천장관절의 기능적 퇴행을 동반한 고유의 천골 비틀림을 포함

4. 고관절에서 기능적 퇴행

고관절의 퇴행은 ①기능적 퇴행으로 인한 기능적 부정렬, ②요추-골반-고관절 복합체의 기능적 움직임과 관계없이 병적 문제나 외상으로 인한 구조적 부정렬 또는 구조적 변형의 발생을 의미한다.

1) 기능적 부정렬

요추의 안정상태와 불안정상태에서 골반은 대부분 전방경사를 유지하지만 골반내 비틀림에 따른 양측 장골의 전방회전의 차이가 존재한다. 상대적으로 장골의 과도한 전방회전과 고관절의 내회전은 대둔근의 장력성 긴장으로 인한 근육약화를 발생시키고, 보상작용으로 고관절 신전의 협력근으로 작용하는 햄스트링의 과도한 근육긴장을 유발한다. 이러한 근육 불균형은 고관절 신전을 할 때 고관절의 회전축의 변화를 발생시키고, 요추-골반-고관절 복합체의 기능적 움직임에서 고관절의 기능적 부정렬을 발생시킨다. 심한 통증을 유발할 수 있는 요추의 불안정상태나 골반의 구조적 부정렬에서도 고관절은 구조적 부정렬이나 구조적 변형으로 진행을 하지 않고, 기능적 부정렬 상태에서 상대적으로 정상적 움직임을 할 수 있다.

2) 보행에서 고관절의 기능적 부정렬

보행은 6대4의 비율로 입각기와 스윙기로 나뉜다. 보행과 연관된 근골격계 통증들은 대부분 중력에 영향을 미치는 입각기에서 발생하고, 요추-골반-고관절 복합체의 기능적 움직임에 영향을 미친다. 입각기는 순차적으로 뒷꿈치닿기(heel strike), 발바닥닿기(foot flat), 발바닥서기(midstance), 뒤꿈치떼기(heel off), 발가락떼기(toe off)로 발생된다. 허리에서 기인한 통증이 있을 때 일반적으로 보행패턴의 이상이 관찰되고, 통증을 회피하기 위한 보행 패턴을 무통보행(antalgic gait)이라 한다. 허리통증으로 인한 보행패턴의 이상은 입각기 중 뒤꿈치떼기(heel off) 동안 고관절 신전에서 10도를 유지하지 못하고, 고관절의 신전제한에 대한 보상작용으로 상대적으로 고관절 굴곡을 증가시키며 허리에서 요추 안정화 근육들의 과도한 긴장을 유발한다. 뒤꿈치떼기(heel off)에서 고관절의 신전제한은 대둔근의 약화와 함께 햄스트링의 긴장을 발생시킨다. 그리고 이러한 근육불균형은 고관절 신전에 대한 고관절의 회전축의 변화를 발생시키고 고관절의 기능적 부정렬을 초래한다.

[그림2-1] 보행주기(Gait Cycle)

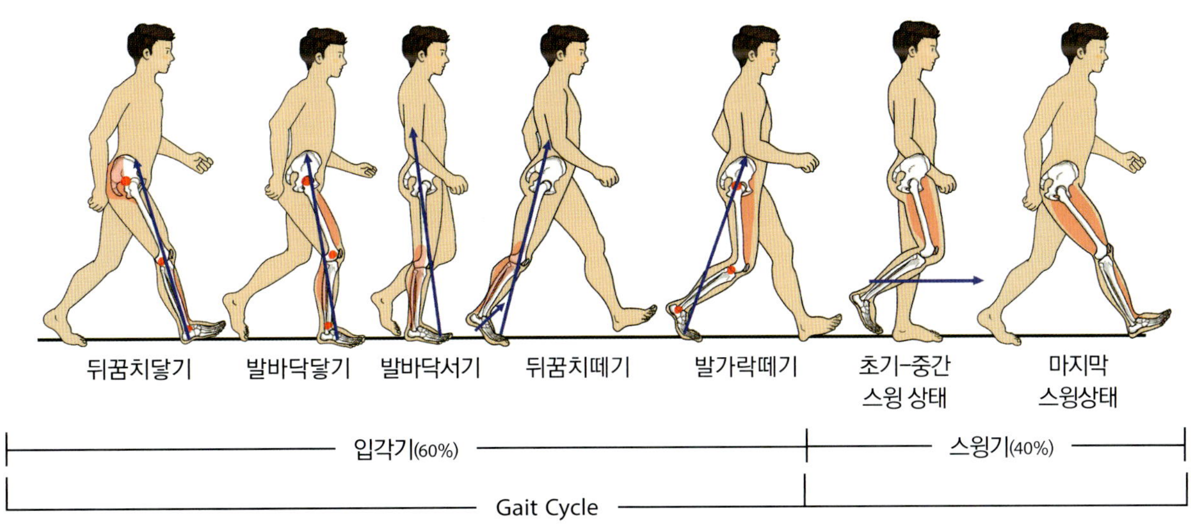

[표2-4] 고관절에서 기능적 퇴행

기능적 부정렬	요추의 안정상태와 불안정상태에서 골반내 비틀림에 따라 양측 장골의 전방회전의 차이를 발생 ➡ 상대적으로 장골의 과도한 전방회전과 고관절의 내회전은 대둔근의 장력성 긴장으로 인한 근육약화를 발생 ➡ 보상작용으로 고관절 신전의 협력근으로 작용하는 햄스트링의 과도한 근육긴장을 유발 ➡ 고관절 신전을 할 때 고관절의 회전축의 변화를 발생하고, 요추-골반-고관절 복합체의 기능적 움직임에서 고관절의 기능적 부정렬을 발생

앞서 1장에서 척추관협착증의 유발원인에 대한 구조적 접근법으로 Kirkaldy–Willis의 척추 퇴행 모델에 대하여 알아보았다. 2장에서는 허리의 퇴행에 대한 기능적 접근법으로 Dr.Cho's 요추–골반–고관절 복합체에서 기능적 퇴행에 대하여 알아보았다. 두 모델의 차이점은 아래와 같다.

[표2-5] 허리 퇴행에 대한 구조적 접근법과 기능적 접근법의 비교

Kirkaldy-Willis 척추 퇴행 모델	Dr.Cho's 요추-골반-고관절 복합체에서 기능적 퇴행
요추에 국한되어 척추 분절의 구조적 퇴행에 대하여 설명	요추와 기능적으로 연결된 골반 고관절의 퇴행을 고려하여 요추-골반-고관절 복합체의 기능적 퇴행에 대하여 설명
추간판과 후관절의 진행성 마모가 단일 척추분절에 어떻게 손상을 초래하는지 일련의 과정 제시	복합체의 각 관절에 대하여 시간의 흐름에 따라 진행되는 구조적 변화와 함께 기능의 소실에 대한 과정 제시
기능부전기-불안정기-안정기 3단계로 나눔	기능적 부정렬-구조적 부정렬-구조적변형 3단계로 나눔
세 가지 퇴행의 단계와 임상증상의 연결	통증과 움직임 장애 설명

지금까지 요추, 골반, 고관절의 기능적 퇴행에 대하여 알아보았다. 이러한 관절의 퇴행성 변화는 관절의 기능 이상을 발생시키며 통증과 움직임 장애를 발생시킨다.

다음 장에서는 움직임 장애에 대하여 알아보도록 하겠다.

Dr.Cho's 생역학의 7가지 요점

첫 번째, 병적·치료적인 구조적 변화(Structural Deformity)는 움직임과 기능적으로 연결된 주변 관절들에 생역학적 과부하를 발생시킨다.

두 번째, 생역학적 과부하(Biomechanical Overload)는 근육의 긴장과 약화, 인대의 유착과 이완, 신경의 압박과 신장성 스트레스를 발생시킨다.

세 번째, 취약한 관절의 생역학적 과부하는 관절의 퇴행성 변화(Joint Degeneration)를 발생시킨다.

네 번째, 관절의 퇴행성 변화는 관절의 기능이상(Joint Dysfunction)을 발생시킨다.

다섯 번째, 관절의 기능이상은 정적·동적 상태에서 통증(Pain)을 발생시킨다.

여섯 번째, 관절의 기능이상은 움직임 패턴 이상과 움직임 제한을 동반한 움직임 장애(Movement Impairment)를 발생시킨다.

일곱 번째, 구조의 변화(Structural Deformity)는 관절의 기능이상(Joint Dysfunction)을 발생시킨다.

Ⅲ.
요추-골반-고관절 복합체(LPHC)의 기능적 움직임의 개괄

1. 기능적 움직임의 이해

생역학적 진단과 치료를 위한 기능적 접근법을 알기 위해서는 먼저 기능적 움직임(Functional Movement)에 대하여 알아야 한다.

움직임이란, 특별한 목적을 보이지 않는 움직임이다.

예를 들어 특별한 목적을 보이지 않는 어깨 외전은 다양한 움직임으로 나타날 수 있다. 다음의 다섯 가지의 움직임 패턴 모두 어깨 외전의 움직임이다.

[그림3-1] 다양한 어깨 외전의 움직임

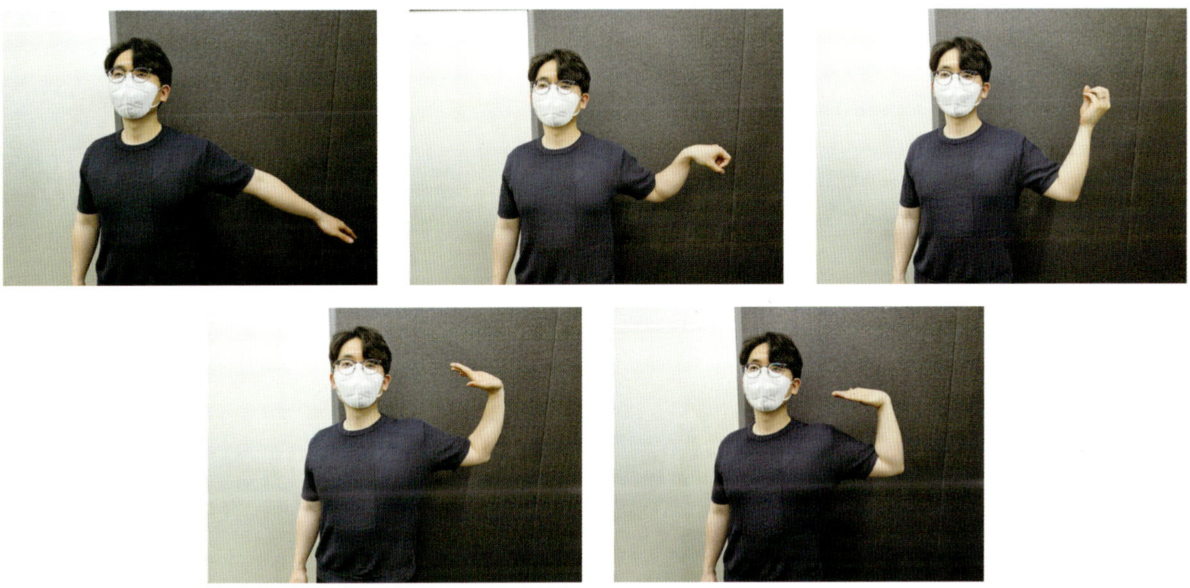

기능적 움직임이란 특별한 목적을 가진 움직임으로 단일 관절의 움직임이 아니라 특별한 목적을 위해 함께 작용하는 각각의 관절들의 움직임이다.

예를 들어, 다음과 같이 와인을 마시기 위한 목적을 가진 기능적 움직임은 ①와인잔을 잡기 위한 손가락 굴곡과 손목 굴곡, ②와인잔을 들기 위한 팔꿈치 굴곡과 어깨 외전, ③와인을 마시기 위한 목의 굴곡, 회전과 측굴로 구성된다.

이때 각 관절들은 톱니바퀴들처럼 서로 협조적으로 작용해야 하며 이러한 협조적인 움직임을 협응력(Coordination)이라 한다.

[그림3-2] 와인을 마시기 위한 기능적 움직임

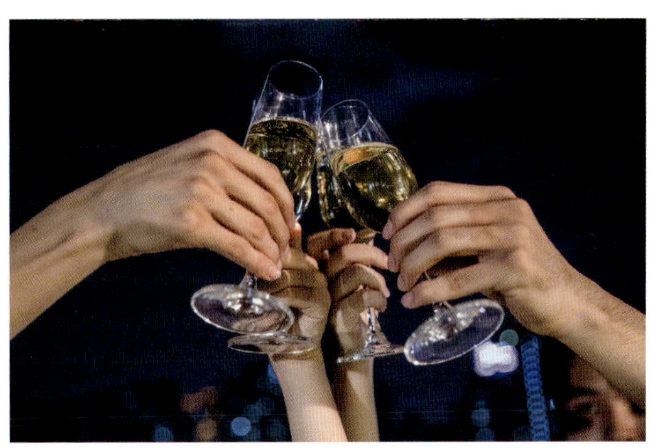

기능적 움직임은 경추-견갑골-상완골 복합체(CSHC)나 요추-골반-고관절 복합체(LPHC)와 같은 기능적 움직임 단위체(Functional movement unit)를 통해 발생한다.

Dr.Cho's 기능적 움직임의 6가지 요소

첫 번째, 특정 방향성을 가진 움직임(Directional Movement)을 의미하고,

두 번째, 특정 방향으로 움직일 때 관절의 안정화(Joint Stability)가 우선되어야 하며,

세 번째, 관절이 안정화될 때 특정 방향의 움직임은 고유한 움직임 패턴(Movement Pattern)을 형성하고,

네 번째, 특정 방향의 움직임 패턴은 움직임과 기능적으로 연결되는 관절들의 상호 협응력(Coordination)을 필요로 하고,

다섯 번째 기능적인 관절들의 협응력은 관절의 가동범위(ROM)과 근력(Muscle Strength)을 결정지으며,

여섯 번째, 관절의 정상적인 협응력을 위해서는 요추-골반-고관절 복합체(LPH Complex)와 경추-견갑골-상완골 복합체(CSH Complex)와 같은 관절 복합체의 기능적 정렬 상태(Functional Alignment)가 바르게 유지되어야 한다.

2. 요추-골반-고관절 복합체(LPHC)에서 기능적 움직임

요추의 주요한 기능적 움직임은 후관절(Facet Joint)의 해부학적 형태에 따라 결정된다. 요추의 추체사이 후관절면의 각도는 90도를 유지하기 때문에, 후관절에 의해서 회전 움직임이 제한되지만 상대적으로 굴곡과 신전 움직임은 용이하게 된다.

허리의 주요 움직임인 전방굴곡과 후방굴곡은 요추의 굴곡과 신전 움직임을 포함하지만 기능적 움직임 단위체인 요추-골반-고관절 복합체(LPHC)가 협조적으로 작용해야 하는 움직임이다.

1) 허리의 전방굴곡(Forward bending)

기능적 접근의 관점에서, 요추-골반-고관절 복합체에서 허리의 전방굴곡(Foward bending)은 반드시 요추 굴곡(Lumbar flexion), 골반의 전방경사(Anterior pelvic tilt), 고관절 굴곡(Hip flexion) 순서로 발생한다. 허리의 전방굴곡을 할 때 요추-골반-고관절 복합체는 톱니바퀴들처럼 서로 협조적으로 작용해야 한다.

[그림3-3] 허리의 전방굴곡

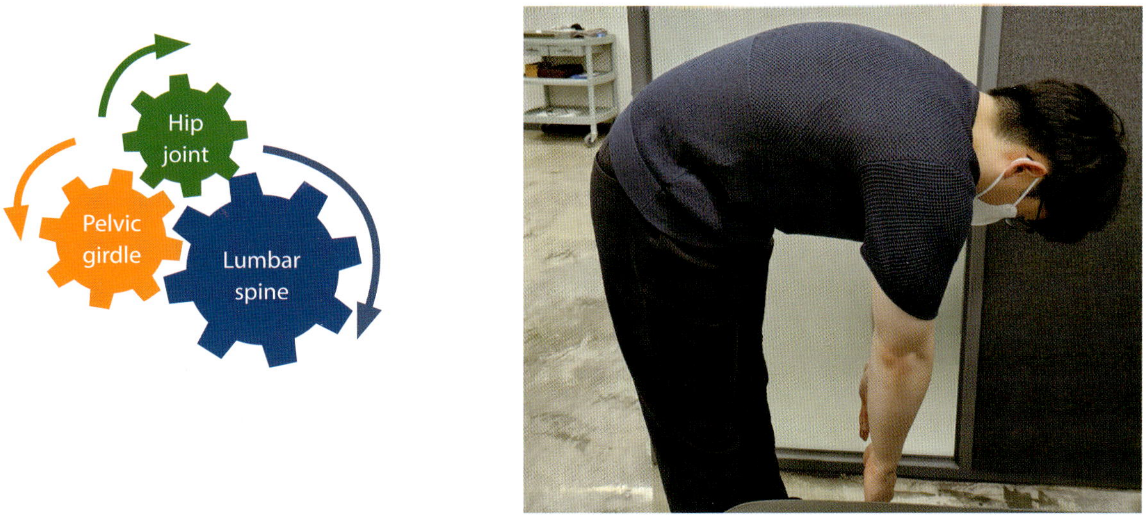

2) 허리의 후방굴곡(Backward bending)

요추-골반-고관절 복합체에서 허리의 후방굴곡(Backward bending)은 반드시 요추 신전(Lumbar extension), 골반의 후방경사(Posterior pelvic tilt), 고관절 신전(Hip extension) 순서로 발생한다.

[그림3-4] 허리의 후방굴곡

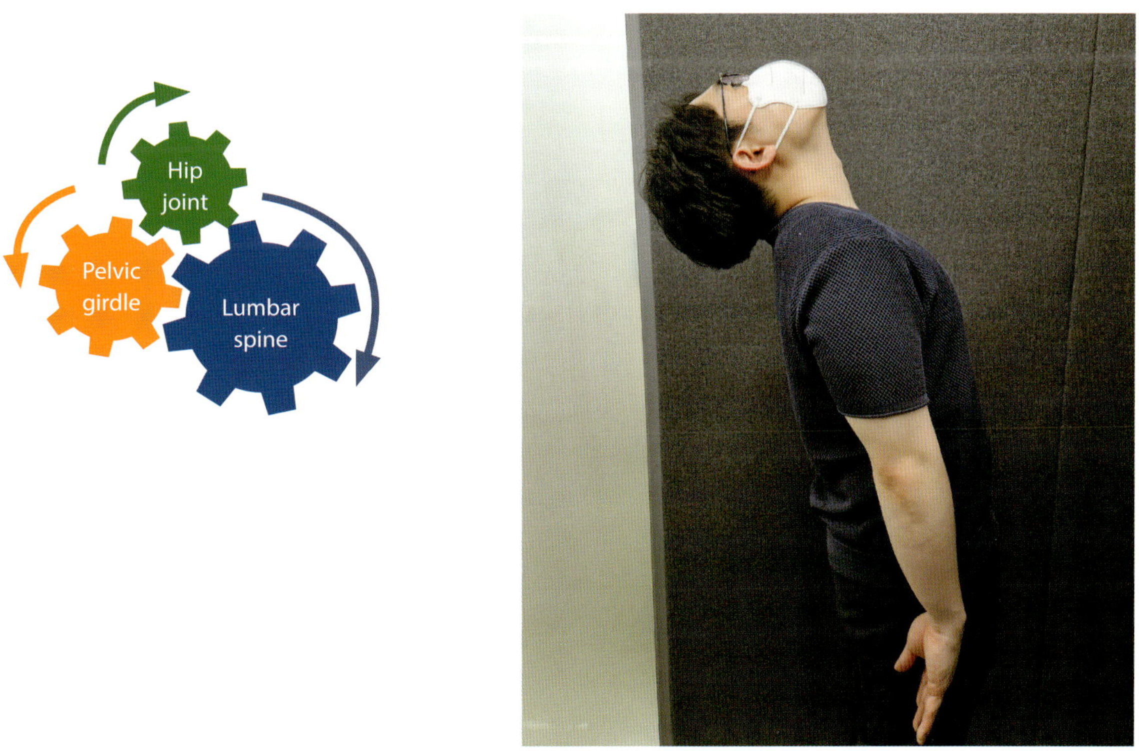

위와 같이 요추-골반-고관절 복합체가 안정될 때, 특정 방향을 향한 기능적 움직임은 요추-골반-고관절 복합체의 협응력으로 인해 특징적인 움직임 패턴을 발생시킨다.

3. 허리에서 기능적 움직임 장애

1) 기능적 움직임 장애

기능적 움직임 장애란 기능적 움직임 단위체의 외상이나 비정상적인 자세로 관절 부정렬(Joint Malalignment)이 발생하여 관절이 과가동되거나 저가동되는 것이다. 이러한 관절 부정렬은 손상된 협응력을 만들고, 손상된 협응력은 비정상적인 움직임 패턴을 만들고, 비정상적인 움직임 패턴은 기능적 움직임 장애(Functional Movement Disorder)를 만든다. 통증 또는 움직임범위(ROM) 제한은 기능적 움직임 단위체의 기능적 움직임 장애로 인해서 발생한다.

2) 기능적 움직임 장애의 종류

(1) 움직임 장애(Movement Impairment)

움직임 장애(Movement Impairment)는 특정 움직임에서 구조물의 직접적 자극에 의해 통증이나 움직임 제한이 발생하는 질환을 말한다. 근육의 긴장이나 경직, 신경의 압박이나 신장, 관절의 직접적 자극이나 퇴행으로 인한 일반적인 근골격계의 구조적 질환들이 해당되며 직접적 자극으로 인해 운동조절 패턴의 이상이 초래된다. 즉, 통증으로 인한 움직임 패턴의 이상이 발생한다.

[그림3-5] 움직임 장애의 예

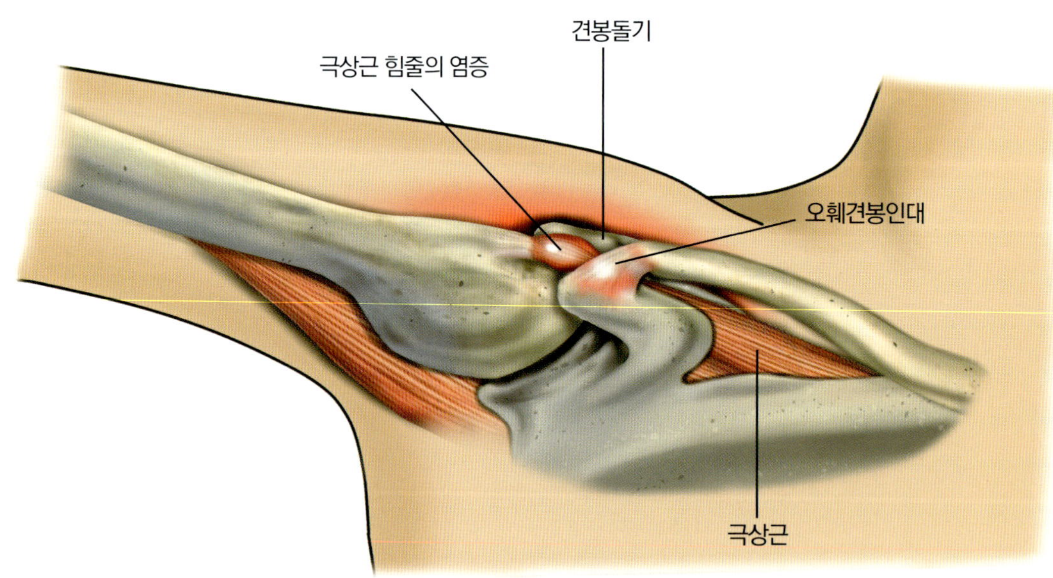

(2) (움직임)조절 장애([Movement] Control Impairment)

(움직임)조절 장애는([Movement] Control Impairment)는 움직임과 연관된 관절들 중 특정 관절에서 운동조절 능력이 떨어지면서 통증이나 움직임 제한이 발생하는 질환이다. 허리 굴곡 시 골반이 후방 경사를 유지하는 경우 골반의 전방 경사를 조절하는 능력의 장애가 발생한다. 견갑골의 거상자세에서 어깨 외전 시 견갑골의 조절 능력의 장애가 생기면 견갑상완리듬의 이상으로 통증이나 움

직임 제한이 나타난다. 특정 관절의 운동조절 능력의 저하로 인해 움직임 패턴의 이상이 발생한 것이다.

[그림3-6] 조절 장애의 예

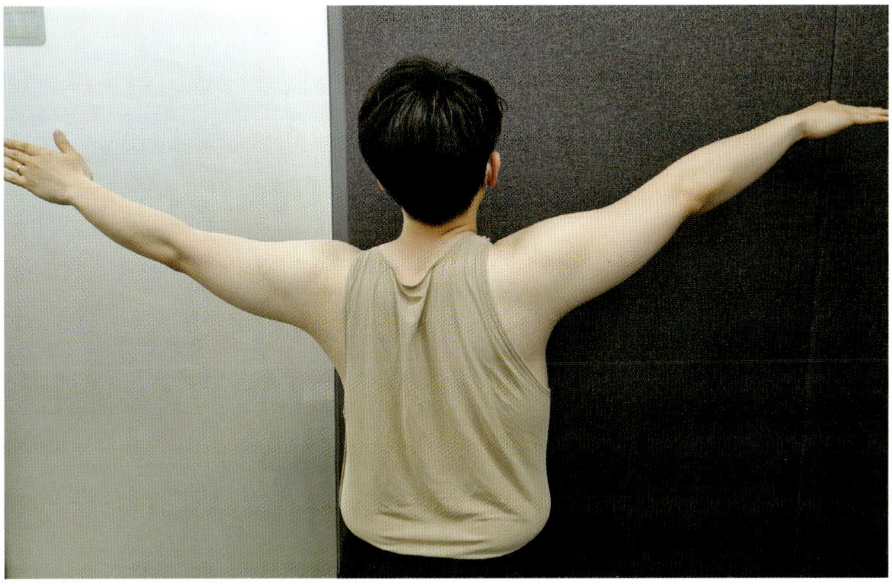

3) LPHC에서 기능적 움직임 장애

(1) 허리에서의 움직임 장애(MI)

허리에서의 움직임 장애(Movement Impairment)는 특정 방향으로 움직일 때 허리 움직임과 기능적으로 연결되는 관절들이나 연부 조직들의 생역학적 과부하나 직접적 자극으로 발생하고, 이로 인해 움직임 제한이나 통증이 나타나게 된다.

허리에서의 움직임 장애는 디스크내 생역학적 과부하에 따라 안정(Stable)과 불안정(Unstable) 상태로 분류할 수 있다.

불안정한 움직임 장애(Unstable Movement Impairment)에서 디스크의 생역학적 과부하를 증가시키는 움직임과 자세에 노출될 때, 요추의 전만 감소로 인해 골반의 상대적인 후방 경사가 나타나고, 디스크 팽윤으로 인한 신경 뿌리 자극 또는 경막 자극이 유발된다. 불안정 움직임 장애에서는 허리 굴곡 시 요추 안정화 근육의 작용 약화와 요추의 전만 소실로 인해 디스크내 압력이 증가되고 경막 자극으로 인한 요통이 나타난다.

안정한 움직임 장애(Stable Movement Impairment)에서는 디스크내 압력이 안정된 상태로 대부분 무증상을 보이지만 요추의 전만이나 과도한 전만으로 인한 보상작용으로 골반의 상대적인 전방경사가 나타나며, 후관절의 직접적 자극으로 인한 염증반응과 후관절 압박에 대한 보호 작용으로 인한 근육의 긴장으로 움직임 제한과 통증이 발생할 수 있다.

(2) 허리에서의 조절 장애(CI)

허리에서의 조절 장애(Control Impairment)는 특정 방향으로 움직일 때 기능적으로 연결되는 요추–골반–고관절 복합체에서 특정 방향에 따른 골반 경사의 운동조절 장애로 발생되고, 이 역시 움직임 제한이나 통증을 유발하게 된다.

허리에서 기능적 움직임은 요추에서 내려오는 중력의 힘과 고관절에서 떠받치는 힘이 골반에서 안정화되어 발생하고 상체와 하체가 함께 작용하는 전신 움직임 또한 이러한 작용을 바탕으로 발생하게 된다. 따라서 요추–골반–고관절 복합체의 움직임에서 골반의 운동조절 능력은 매우 중요하다. 허리의 후방굴곡 시 기능적 움직임은 요추의 신전과 함께 나타나는 골반의 후방 경사, 고관절 신전을 의미하며, 허리의 전방굴곡 시 기능적 움직임은 요추의 굴곡과 함께 나타나는 골반의 전방 경사, 고관절 굴곡을 의미한다.

허리의 전방굴곡 시 골반의 전방 경사가 적절한 타이밍에 이루어지지 않으면, 움직임과 기능적으로 연결되는 관절들의 협응력이 방해되어 움직임 패턴의 이상이 발생할 것이다. 허리의 전방굴곡 시 요추의 굴곡과 함께 골반의 전방 경사가 적절한 타이밍에 이루어지지 못하거나 작동하지 않는 경우 허리 굴곡 제한과 통증이 발생하는데 이를 굴곡형 조절 장애(Control Impairment–Flexion Type)라 말한다. 허리의 후방굴곡 시 골반의 후방 경사가 적절하게 이루어지지 않으면, 움직임 패턴의 이상이 나타나고 움직임과 기능적으로 연결되는 관절들의 협응력이 방해되어 신전형 조절 장애가 초래된다.

(3) 허리에서의 조절 장애와 움직임 장애의 차이점

굴곡형 조절 장애는 요추 굴곡 시 골반의 전방 경사를 수동적으로 도와주면 정상적인 허리의 전방굴곡이 이루어지고, 골반의 전방 경사에 대한 운동조절 능력의 회복을 통해 허리의 움직임 제한과 통증의 소실이 즉각적으로 나타날 수 있다. 신전형 조절 장애 또한 요추 신전 시 골반의 후방 경사를 수동적으로 도와주면 정상적인 허리의 후방굴곡이 이루어지고, 골반의 후방 경사에 대한 운동조절 능력의 회복으로 허리의 움직임 제한과 통증의 소실이 나타날 수 있다.

굴곡형 움직임 장애는 골반의 전방 경사를 수동적으로 도와주더라도 움직임 제한과 통증 소실을 기대하기 어렵다. 굴곡형 움직임 장애는 허리 굴곡 움직임과 기능적으로 연결된 요추–골반–고관절 복합체 주변 구조물들의 직접적 자극을 통해 움직임 제한과 통증이 발생하기 때문이다. 신전형 움직임 장애 역시 골반의 후방 경사를 수동적으로 도와주더라도 움직임 제한과 통증 소실을 기대하기 어려우며, 이는 허리 신전 움직임과 기능적으로 연결된 요추–골반–고관절 복합체 주변 구조물들의 직접적 자극을 통해 움직임 제한과 통증이 발생하기 때문이다.

움직임 장애와 조절 장애는 발생 기전은 다르지만 두 장애 모두 기능적 움직임과 연관된 인지 행동 장애를 일으킬 수 있다. 움직임 장애일 경우 움직임과 기능적으로 연결된 관절과 주변 연부조직들의 직접적 자극이 있을 때 움직임 제한과 통증이 발생한다. 이러한 통증에 대한 방어 작용으로 움직임 회피 반응이 생기고, 근육 경계 현상으로 인한 비정상적인 움직임 패턴과 함께 인지 행동 장애가 나타난다. 조절 장애는 기능적 움직임에서 골반 경사 조절 장애로 인한 움직임 제한과 통증을 일으킨다. 이러한 통증이 지속적으로 유지되면 움직임에 대한 근심이나 두려움, 정신적 스트레스가 가중되고, 결국 경험했던 통증에 대한 기억으로 기능적 움직임에 대한 인지 행동 장애가 생긴다. 움직임 장애의 비효과적인 생역학적 치료는 비정상적인 움직임 패턴을 만들고, 이에 대한 보상작용으로 인지 행동 장애가 나타날 수 있다. 또한 조절 장애의 비효율적인 인지 행동 치료는 비정상적인 움직임 패턴을 만들고, 정신적 스트레스의 증가로 인해 인지 행동 장애를 더욱 심화시킬 수 있다.

[그림3-7] 굴곡형 조절 장애로 인한 통증

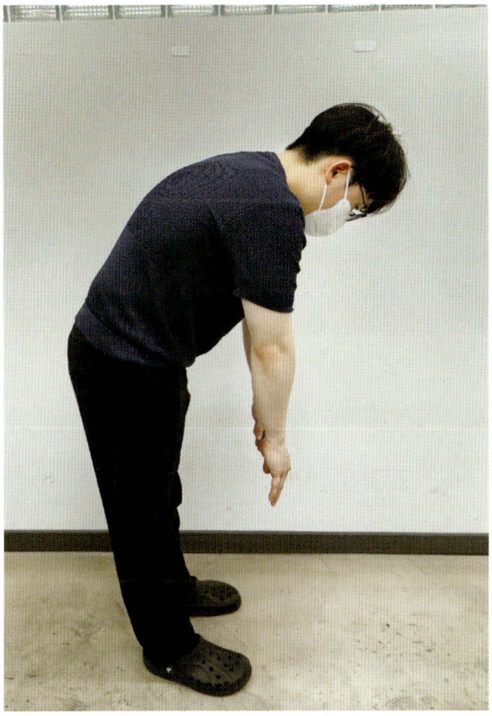

굴곡 시 통증

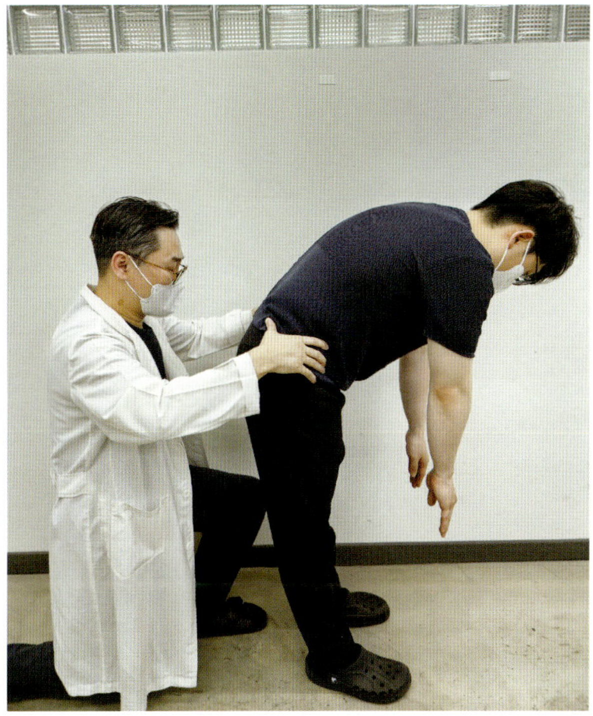

수동적 골반 전방 경사 시 통증 감소

[표3-1] 움직임 장애와 조절 장애의 차이점

	움직임 장애	조절 장애
운동 기능장애	관절 기능장애	인지 행동 장애
부정렬	단일관절 LPH 복합체	LPH 복합체
관절 기능장애	Arthrokinematic(관절운동학) 기능장애 Osteokinematic(골운동학) 기능장애	Osteokinematic(골운동학) 기능장애
기능 장애 병소	요추 분절 골반 고관절	골반
관절과 그 주변 연부조직에 대한 자극	직접적	간접적
수동적 골반 경사 조절	효과 없음	효과 있음

Ⅳ.
LPHC에서 기능적 움직임에 대한 생역학적 이해

1. 요추 움직임에 따른 생역학적 부하와 천골 움직임

1) 요추 움직임에 따른 생역학적 부하(Biomechanical load)

요추 굴곡은 생역학적 과부하로 인한 불안정상태(Unstable condition)로 말할 수 있다.

요추 굴곡으로 인한 생역학적 과부하는 후관절의 열림, 디스크내 압력의 증가, 보호적 긴장으로 인한 근육 경계 현상을 발생시킨다. 그렇기 때문에 경막 자극으로 인한 요통은 요추 신전보다는 요추 굴곡으로 인해 발생한다. 기능적 움직임에서 요추의 굴곡은 허리의 전만 감소를 만들고, 요추의 안정화를 위해 양측 다열근들과 양측 요방형근들의 활성화를 증가시킬 수 있다.

요추 신전은 요추 안정화 근육의 정상적 활성화로 인한 안정상태(Stable condition)로 말할 수 있다.

앙와위로 누워서 자고 일어날 때 허리가 뻐근한 경우가 있다. 앙와위 자세에서 허리의 전만을 장시간 유지하기 힘들기 때문에 자연스럽게 허리의 전만이 감소한다. 허리의 전만이 감소되면 보상작용으로 요추 안정화 근육들이 좀더 활성화되어야 하는데 요추의 구조적 문제나 병적 상태로 인해 안정화 근육들의 활성이 좀더 증가하지 않으면 요통이나 허리의 뻐근함이 나타난다.

[그림4-1] 허리의 안정상태와 불안정상태

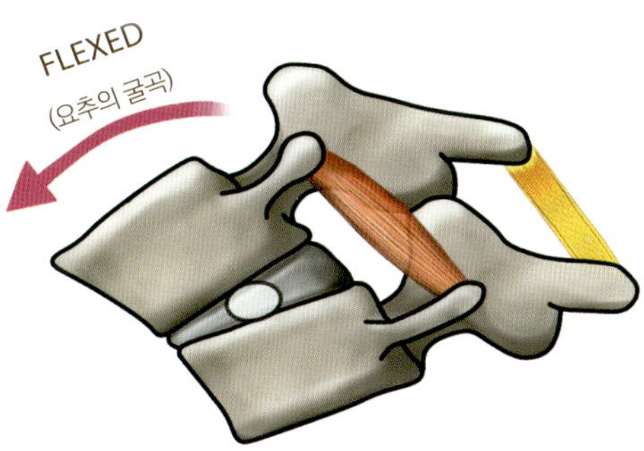

A 요추 굴곡 시 디스크내 압력의 증가로 불안정상태에 노출

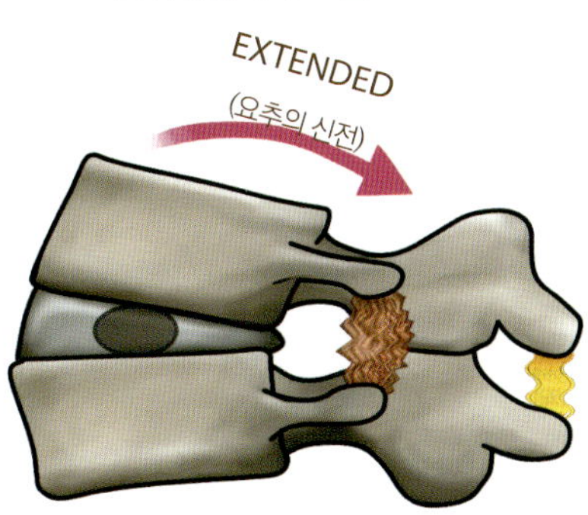

B 요추의 신전 시 디스크내 압력의 감소로 안정상태에 노출

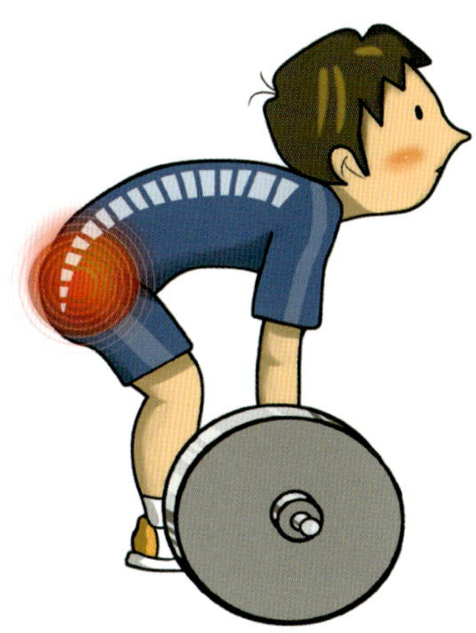

C 바벨을 들 때 허리의 지속적인 굴곡은 디스크내 압력의 증가로 인해 경막을 자극시키고 허리통증을 유발한다.

2) 요추 신전으로 인한 천골의 고개숙임과 요추 굴곡으로 인한 천골의 반대-고개숙임

요추의 신전에 대한 보상작용으로 천골의 고개숙임이 발생한다. 요추의 신전은 요추 후관절의 잠김현상과 허리의 전만으로 인해 디스크내 음압이 발생하고, 이를 통해 허리는 안정화된다.

요추의 굴곡에 대한 보상작용으로 천골의 반대고개숙임이 발생한다. 요추의 굴곡은 요추 후관절의 열림현상과 허리의 후만으로 인해 디스크내 양압이 발생하고, 이로 인해 허리는 불안해진다.

요추의 움직임이 천골의 고개숙임과 반대고개숙임을 발생시키지만, 천골의 움직임이 요추의 굴곡과 신전을 발생시키지는 않는다.

[그림4-2] 요추의 움직임에 따른 천골의 움직임

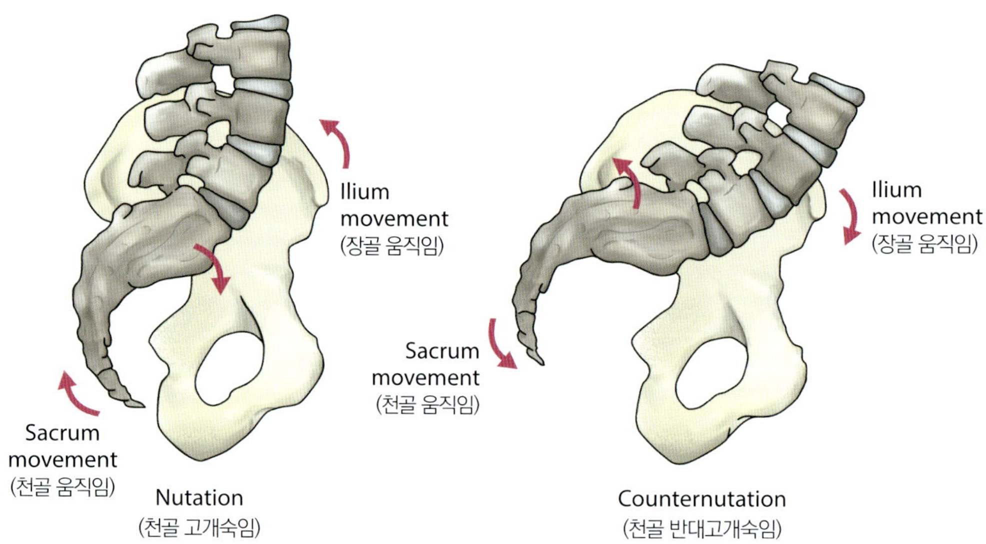

요추의 신전으로 인한 보상작용으로 천골의 고개숙임이 일어나고,
요추의 굴곡으로 인한 보상작용으로 천골의 반대고개숙임이 일어난다.

2. 천골의 2차원적인 움직임: 천골의 AS PI(IP) 활주(Glide)

고개숙임 시에 천골의 활주는 천장관절면에서 발생하며, 천골 기저부로부터 첨부를 향한 힘의 방향을 따라 관절면에서 하후방(IP)또는 후하방(PI)으로 발생한다. 미세한 천골 고개숙임, 일반적인 고개숙임, 과도한 고개숙임과 같은 모든 천골 고개숙임은 관절면에서 동일한 IP 활주가 발생한다. 밑을 향하여 뒤로 미끄러지는 방향이다.

반대고개숙임 시에 천골의 활주는 천장관절면에서 발생하며, 천골 첨부로부터 기저부를 향한 힘의 방향을 따라 관절면에서 전상방(AS)으로 발생한다. 앞을 향하여 위로 올라가는 방향이다.

[그림4-3] 일반적으로 이해하고 있는 천골의 고개숙임과 반대고개숙임에서의 활주

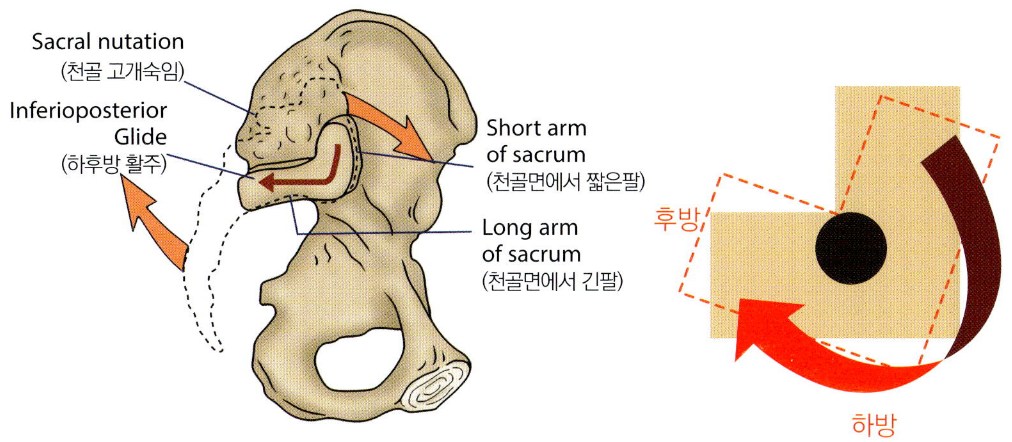

Ⓐ 천골 고개숙임의 L자형태 관절면에서의 IP활주

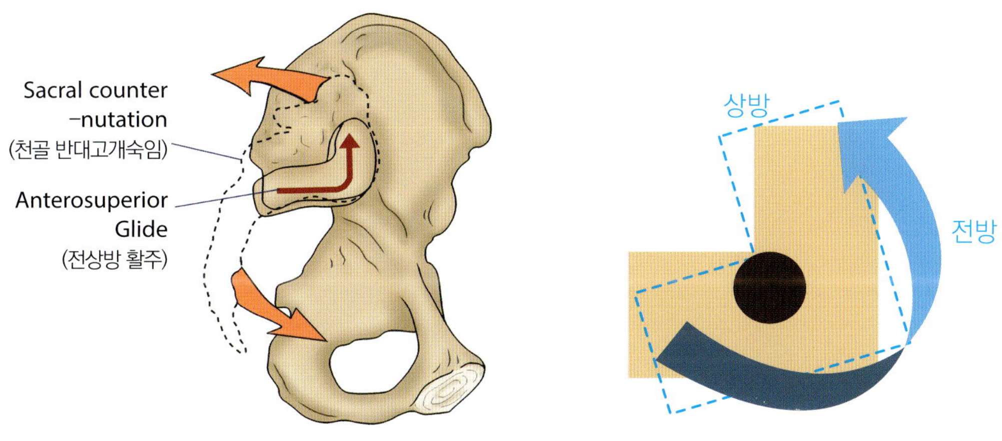

Ⓑ 천골 반대고개숙임의 L자형태 관절면에서의 AS활주

일반적으로 천골 고개숙임의 이해는 관절면 중심을 축으로 한 움직임으로 해석하는데, 이때 힘의 방향은 하후방으로 향하여 천골의 굴곡이 발생하게 된다. 하지만 L자 형태의 천장관절의 해부학적 형태에서 활막성 관절면 위로 인대로 싸인 관절면이 있기 때문에 관절면의 중심축을 통한 천골의 고개숙임의 가동성은 매우 미비하게 된다.

[그림4-4] 천장관절의 해부학적 형태

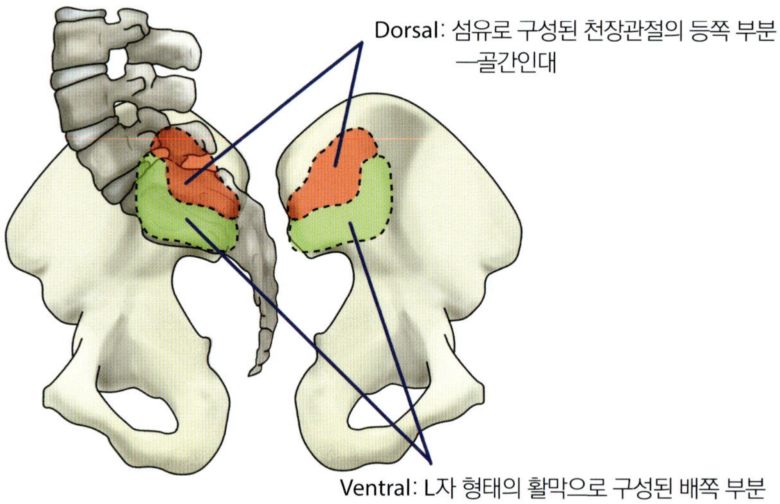

천장관절의 등쪽 관절면은 골간인대를 통해 안정화되고 가동성이 제한된다. 그리고 배쪽 관절면은 L자 형태의 활막 구조이며, 이 범위내에서 고개숙임과 반대고개숙임이 발생하게 된다.

천장관절에서 L자 형태의 배쪽 관절면은 좀더 큰 L자형태의 활막으로 에워싸여 있다. 관절면보다 넓게 에워싸인 활막안에서 활주 움직임이 발생한다. 천골의 중립상태는 고개숙임을 통해 활막내에서 안정적으로 유지되고, 약 35도 정도의 천골 기저각을 형성하게 된다.

[그림4-5] 천장관절의 배쪽 활막이 있는 관절면에서의 활주

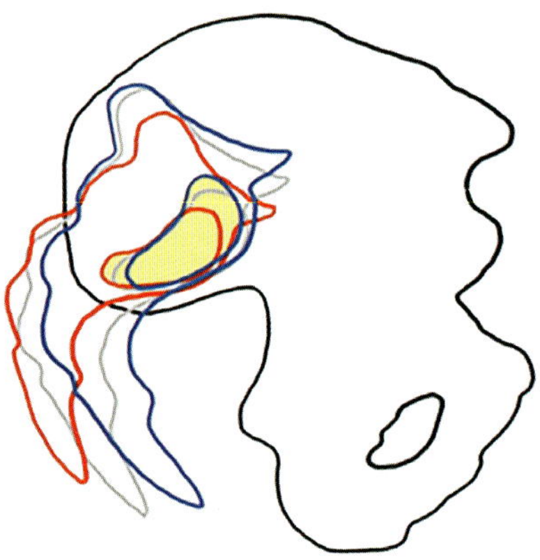

활막(노란색 영역)은 관절면을 에워싸고 있기 때문에 활막 안에서 천골의 고개숙임과 반대고개숙임과정에서 활주가 발생한다. 회색선은 중립상태의 천골, 빨간선은 천골의 과도한 고개숙임에서의 활주, 파란선은 천골의 반대고개숙임에서 활주를 의미한다.

천골의 고개숙임은 중립상태보다 과도한 고개숙임으로 L자형태의 활막내에서 관절면의 긴팔(Long arm)을 따라 밑을 향해서 뒤로 미끄러지는 IP 활주를 통해 나타나고, 중립상태보다 천골의 기저각이 증가하고 과도한 허리 전만이 발생된다.

천골의 반대고개숙임은 L자형태의 활막내에서 관절면의 짧은팔(Short arm)을 따라 앞을 향해서 위로 미끄러지는 AS활주를 통해 나타나고, 중립상태보다 천골의 기저각이 감소하고 허리의 전만이 감소하게 된다.

생역학적으로 허리의 전만은 요추의 신전을 발생시키고, 요추의 움직임으로 인해 천골의 고개숙임과 증가된 천골 기저각을 발생시킨다. 또한 허리의 전만 감소는 요추의 굴곡을 발생시키고, 요추의 움직임으로 인해 천골의 반대고개숙임과 상대적으로 감소된 천골 기저각을 발생시킨다.

[그림4-6] 활막내에서 천골의 고개숙임과 반대고개숙임에 따른 활주

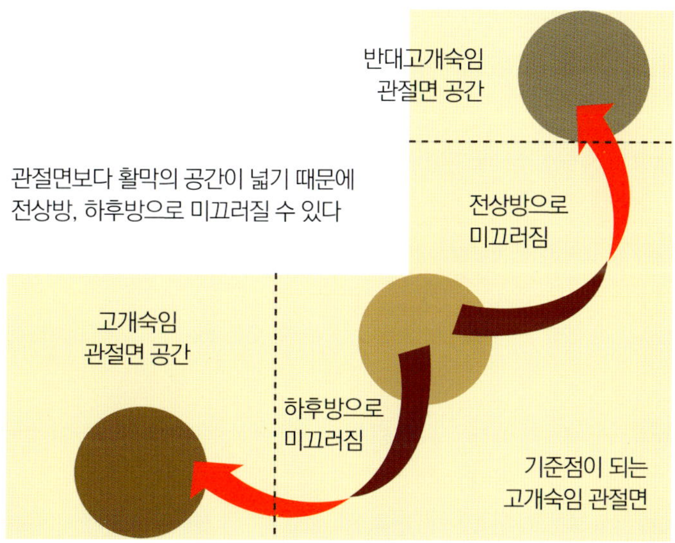

천골의 고개숙임과 반대고개숙임은 L자형태의 관절면 중심축에서 천골의 굴곡과 신전을 발생시키는 것이 아니라 활막내에서 전상방 방향으로는 짧은팔(Short arm)을 따라, 하후방 방향으로는 긴팔(Long arm)을 따라 미끄러지게 된다.

3. 골반내 비틀림에 따른 천골 움직임

1) 골반의 전방경사와 양측 평발화 현상

(1) 양측 평발화 현상으로 인한 골반내 비틀림

평발화(Pronated Foot)현상은 폐쇄성힘사슬에서 족궁이 내려앉을 때 전족, 중족, 후족부에 발생되는 연쇄적 현상을 말한다. 비대칭적으로 닳아진 양측 신발의 바깥 면은 양측 평발화 현상의 상대적 차이를 의미하고, 대부분의 일반인에서 보이는 현상이다. 이 글을 읽고 있는 독자뿐만 아니라 주위 사람들의 양측 신발을 살펴본다면, 양측 신발의 뒤꿈치 바깥면이 닳아져 있는 것을 쉽게 확인할 수 있다.

[그림4-7] 비대칭적으로 닳아진 양측 신발의 뒤꿈치 바깥면

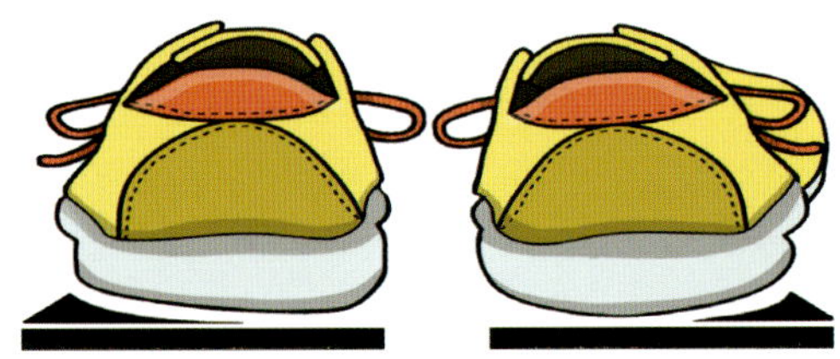

폐쇄성힘사슬에서 양측 평발화 현상으로 인한 상태.

개방성힘사슬에서 발과 발목의 구조적 기형으로 인한 후족부 내반(Rearfoot Varus)은 종골의 내번(Inversion)을 발생시킨다. 후족부 내반은 발을 땅에 디딜 때 보상작용으로 거골하관절(Subtalar Joint)의 평발화(Pronation)현상을 발생시킨다. 개방성힘사슬과 폐쇄성힘사슬 사이에서 발을 땅에 딛는 순간에 종골의 내번은 신발의 바깥 면을 닳아지게 하고, 땅을 딛게 되면 발과 발목의 안정화를 위한 보상작용으로 종골의 외번(Eversion)을 동반한 평발화 현상이 나타난다. 후족부 내반은 일반인의

[그림4-8] 후족부 내반으로 인한 보상작용

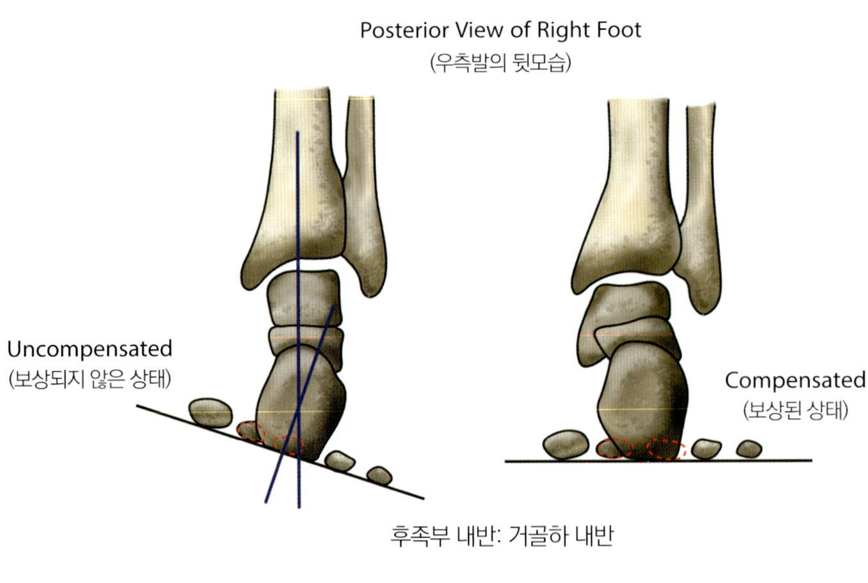

개방성힘사슬에서 보이는 후족부 내반은 땅에 딛는 순간 종골 내번으로 인해 신발 뒤꿈치 바깥면이 닳아지게 되고(왼쪽 그림), 땅에 완전히 닫게 되면 폐쇄성힘사슬에 대한 안정화 작용으로 평발화 현상을 발생시킨다(오른쪽 그림).

85%에서 보일 수 있는 발과 발목의 구조적 기형을 말한다. 그렇기 때문에 양측 신발에서 바깥 면이 닳아지는 현상은 후족부 내반에서 종골의 내번으로 인해 발을 땅에 딛은 후 발생되는 양측 평발화 현상을 의미한다.

양측 평발화 현상은
첫 번째, 서 있을 때 양측 전족부의 외전을 보이는 팔자걸음
두 번째, 대퇴골의 내회전에 비하여 상대적인 경골의 외회전으로 인해 안으로 돌아가 보이는 양측 비복근
세 번째, 팔자걸음과 함께 보이는 활모양의 아킬레스건
네 번째, 육안으로 평발을 보이는 족궁의 저하
다섯 번째, 비대칭적으로 닳아진 양측 신발의 바깥 면
이 다섯 가지를 관찰할 수 있다.

[그림4-9] 5가지 양측 평발화 현상

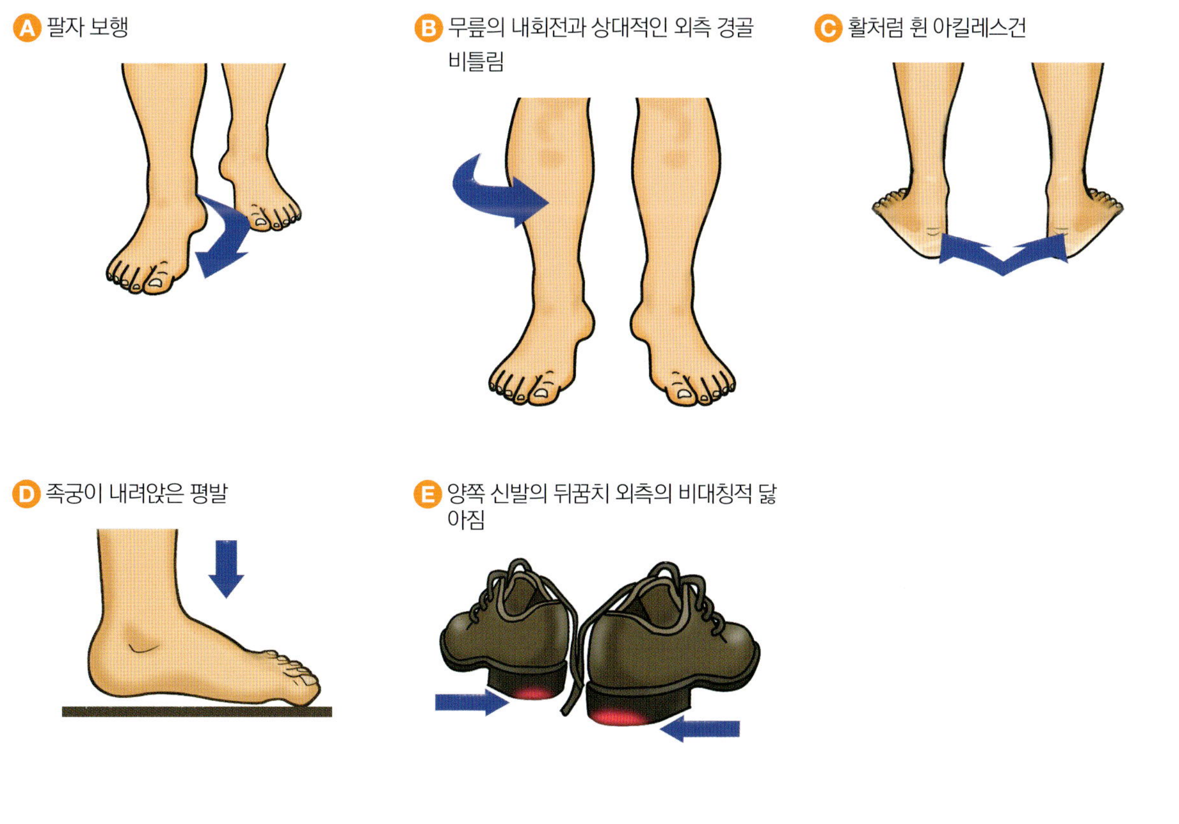

양측 평발화 현상에서 과도한 평발화 현상이 있는 쪽은 족궁 저하로 인해 하지부 단족이 발생하고, 상대적으로 작은 평발화 현상이 있는 쪽은 상대적 장족이 발생한다. 이러한 장족과 단족의 차이가 장골들의 변위를 만든다. 이렇게 양측 평발화 현상 및 상대적인 평발화 정도의 차이는 특징적인 골반내 비틀림을 만들게 된다.

또한 평발화 현상은 내측 종족궁의 신장과 중족부에서 횡족궁의 저하를 발생시키고, 후족부에서 종골의 외번과 함께 거골하관절에서 종골위에 거골의 내측하방 이동을 발생시키며 족궁을 아래로 내려앉게 한다. 과도한 평발화 현상으로 인한 족궁의 저하는 발과 발목의 불안정을 유발하고 이로 인해 통증이 발생하게 된다.

[그림4-10] 양측 평발화 현상을 동반한 골반내 비틀림

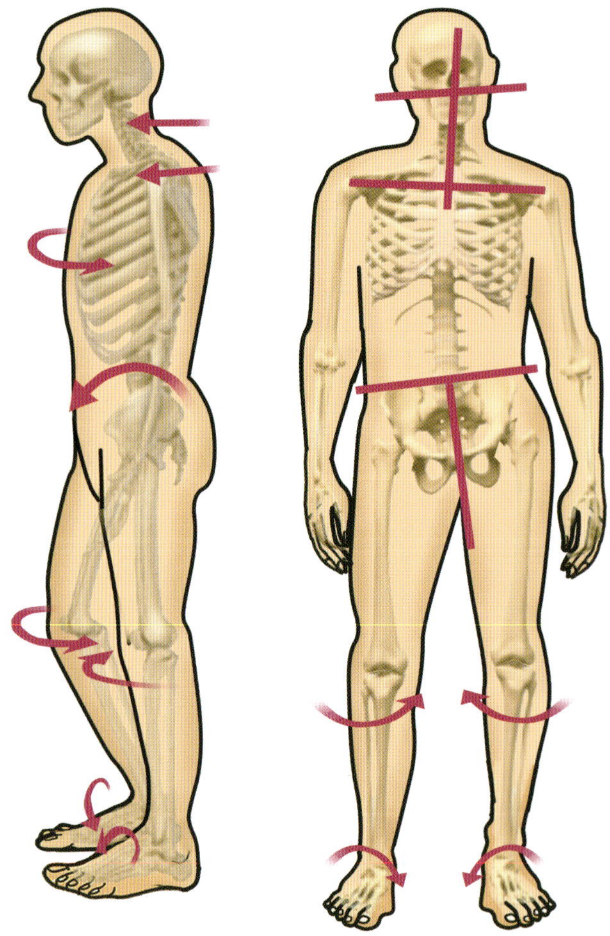

과도한 평발화 현상은 단족을 만들고, 상대적으로 덜한 평발화 현상은 장족을 만든다.

폐쇄성힘사슬에서 거골하관절의 회내(Pronation)는 보상작용으로 경골의 내회전을 발생시키는데, 평발화될 때 경골에서 대퇴골까지 하지의 내회전이 발생한다. 대퇴골 선방경사(Femoral Anteversion)와 골반의 전방경사로 인한 장골의 전방회전은 대퇴골의 내회전을 보상작용으로 증가시켜 경골 외측 비틀림(External Tibial Torsion)을 동반한 무릎의 외반슬(Genu Valgus)을 초래하고 이로 인해 무릎 통증이 발생하게 된다. 이렇게 평발화 현상은 발에서 하지를 거쳐 허리에 이르기까지 상행성으로 생역학적 보상작용을 발생시킨다.

[그림4-11] 평발화 현상으로 인한 상행성 자세 비틀림 패턴

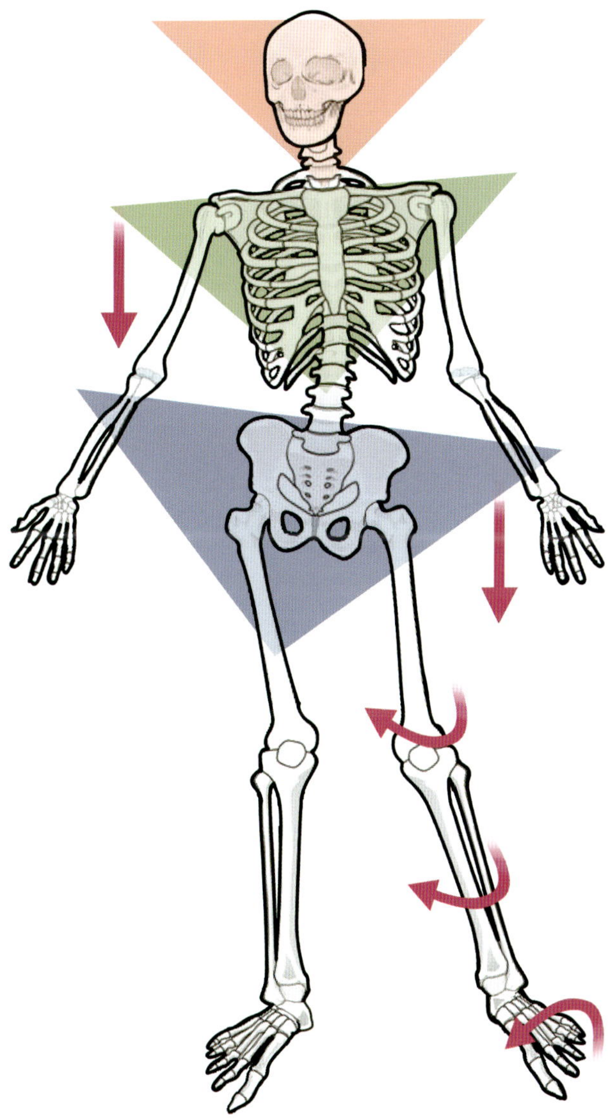

평발화 현상으로 인한 무릎의 외반슬은 고관절과 골반의 생역학적 과부하를 발생시키고 통증을 유발할 수 있다. 그리고 골반의 기능이상은 요추의 안정상태와 불안정상태를 만들어 생역학적 과부하를 초래하고 허리에서 기인한 통증을 발생시킬 수 있다.

[그림4-12] 평발화 현상과 대퇴골 전방경사로 인한 외반슬

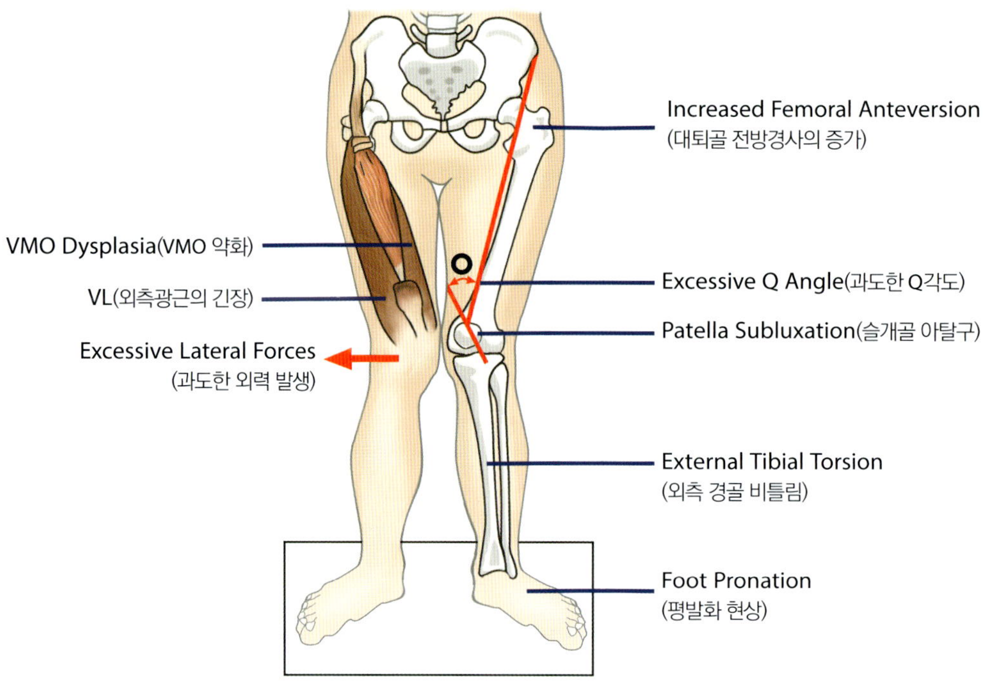

이렇게 평발화 현상은 양측 발에서 비대칭적 평발화를 보이고, 이러한 양측 평발화 현상은 폐쇄성힘사슬을 통해 상행성 자세 비틀림을 만든다.

(2) 양측 평발화 현상을 동반한 장골들의 변위

일반적인 자세는 골반의 전방경사와 이에 대한 보상작용인 허리의 전만이 유지된 상태이다. 골반의 전방경사로 인해 양측 장골의 전방회전이 발생하지만 골반내 비틀림은 양측 장골들의 회전 차이로 인해 상대적인 전방회전과 후방회전을 발생시킨다.

평발화 현상의 보상작용인 하지의 내회전을 통해 고관절의 내회전이 발생하고, 장골의 전방회전이 발생한다. 양측 평발화 현상에서 과도한 평발화 현상이 있는 쪽은 하지의 내회전 양이 증가된다. 그렇기 때문에 고관절 내회전과 함께 장골의 전방회전이 상대적으로 평발화가 덜한 반대쪽에 비해 더 커지게 된다. 그리고 과도한 평발화 현상이 있는 쪽은 족궁의 저하로 상대적으로 좀더 단족이 되게 된다.

상대적으로 평발화가 덜된 쪽은 하지의 내회전이 상대적으로 덜되기 때문에 골반내 비틀림의 관점에서 하지의 외회전이 발생하는 것처럼 인식될 수 있다. 따라서 고관절의 내회전이지만 상대석으로 고관절의 외회전처럼 느껴질 수 있기 때문에 함께 발생하는 장골의 전방회전은 골반내 비틀림에 의해서 상대적인 장골의 후방회전으로 인식될 수 있다. 평발화 현상이 적은 쪽은 과도한 평발화 현상에 비해 장족이 발생하고, 골반내 비틀림을 통해 장골들의 변위를 발생시킨다.

[그림4-13] LOL 유형의 천골 비틀림에서 양측 평발화 현상을 동반한 골반내 비틀림으로 인한 장골의 변위

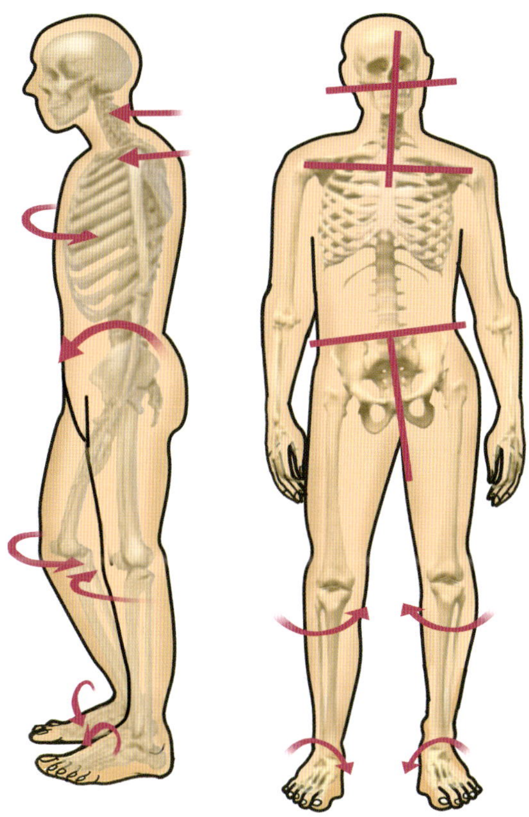

과도한 평발화 현상을 동반한 우측 단족은 장골의 하방전위와 함께 전방회전이 발생하여 장골의 AI 변위를 보인다.
상대적으로 덜한 평발화 현상을 동반한 좌측 장족은 장골의 상방전위와 함께 후방회전이 발생하여 장골의 PS 변위를 보인다.

폐쇄성힘사슬에서 과도한 평발화 현상이 있는 쪽은 골반내 비틀림을 통해 장골의 전방회전을 과도하게 발생시킨다. 그리고 상대적으로 과도한 장골의 전방회전과 평발화 현상으로 해당측의 장골은 전하방(AI) 변위가 발생하며 기능적 단족이 된다. 평발화 현상이 적은 반대쪽은 골반내비틀림을 통해 상대적인 장골의 후방회전 및 상대적으로 덜 진행된 평발화로 인해 장골의 후상방(PS) 변위가 발생하게 되며 기능적 장족이 된다. 따라서 보행을 바탕으로 한 일상생활에서 흔히 볼 수 있는 생역학적인 장골의 변위는 AS와 PI 변위가 아니라 AI와 PS 변위를 통해 설명될 수 있다.

2) 정적 움직임에서 골반내 비틀림

양측 평발화 현상에서 나타나는 기능적 단족현상은 폐쇄성힘사슬에서 골반내 비틀림을 발생시키고 이는 개개인마다의 고유한 천골 비틀림을 형성한다.

[그림4-14] 비대칭적인 양측 평발화 현상으로 인한 LOL 유형의 천골 비틀림

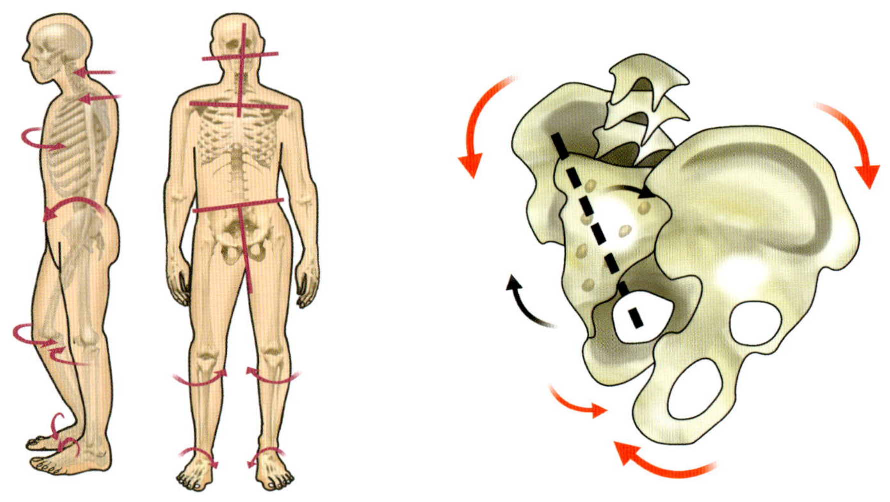

Ⓐ 우측 발의 과도한 평발화 현상으로 인해 우측 장골의 전방회전, 우측 고관절의 과도한 내회전과 굴곡, 우측 기능성 단족이 발생된다.

Ⓑ 골반내 비틀림에 의해서 우측 장골의 전방회전과 좌측 장골의 후방회전이 발생한다.

골반의 전방경사는 무증상이나 증상이 있는 환자에서 보이는 일반적 자세 패턴이고 양측 장골의 전방회전 상태를 말한다. 하지만 양측 장골이 모두 전방회전되어 있어도 골반내 비틀림에 의해 상대적으로 한쪽은 전방회전되고, 반대쪽은 후방회전되는 차이가 발생한다. 정적 움직임에서 골반내 비틀림은 기립자세와 같이 움직임을 시작하기 위한 준비 동작에서 발생되는 움직임을 의미한다. 정적 움직임에서 골반내 비틀림은 기능적 움직임에 따른 고유한 천골 비틀림을 형성하고, 동적 움직임의 발생 시 자동적으로 양측 천골 경사축을 따라 천골 비틀림을 만든다.

과도한 평발화 현상이 있는 쪽은 골반내 비틀림에서 장골의 전방회전, 상대적 단족현상, 과도한 고관절 내회전, 천장관절면에서의 천골의 상대적 반대고개숙임을 보일 수 있다. 반대쪽은 골반내 비틀림에 의해서 상대적인 장골의 후방회전, 상대적 장족현상, 고관절 내회전, 천장관절면에서의 천골의 상대적 고개숙임을 보이게 된다.

근골격계 생역학은 일반적 가치 기준 아래 상대적 차이가 존재하기 때문에 생역학적 현상을 절대적으로 바라보는 것보다 상대적으로 고려해야 한다.

3) 동적 움직임에서 골반내 비틀림

(1) 보행에서 발생되는 골반의 3차원적인 움직임: 골반내 비틀림

골반내 비틀림(Intra–pelvic torsion)은 기립자세와 같은 정적 움직임과 보행과 달리기와 같은 동적 움직임에서 발생한다.

[그림4-15] 보행 시 골반내 비틀림에서 생역학적 움직임

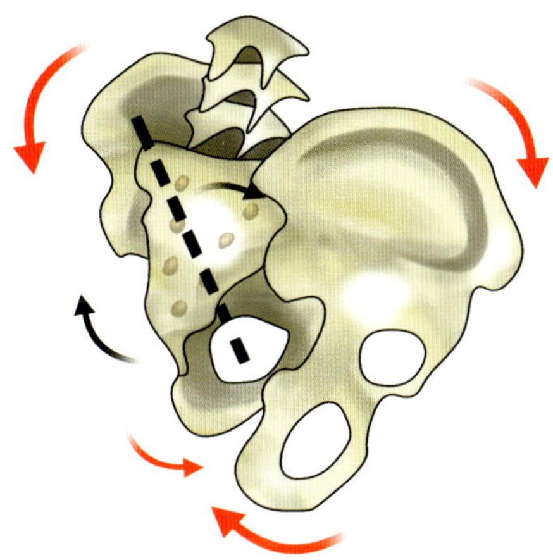

우측 장골의 전방회전 시 우측 천골면은 반대고개숙임을 향하고, 좌측 장골의 후방회전 시 좌측 천골면은 고개숙임을 향한다. 하지만 안정상태에서 LOL 유형의 천골 비틀림은 절대적인 천골의 고개숙임을 발생시킨다.

골반내 비틀림은 사진에서 보이는 움직임처럼 편측 장골의 전방회전과 동시에 대측 장골의 후방회전을 발생시킨다. 골반의 상대성에 따라 우측 장골의 전방회전은 우측 천장관절에서 천골의 반대–고개숙임을 만든다. 우측 천장관절은 천골의 반대–고개숙임으로 인한 불안정상태가 된다. 동시에 좌측 장골의 후방회전은 좌측 천장관절에서 천골의 고개숙임을 만든다. 좌측 천장관절은 천골의 고개숙임으로 인한 안정상태가 된다. 기능적 움직임에서 상대적으로 불안정상태인 우측 천장관절에서 통증 발생의 가능성이 커진다.

[그림4-16] 토끼의 골반움직임

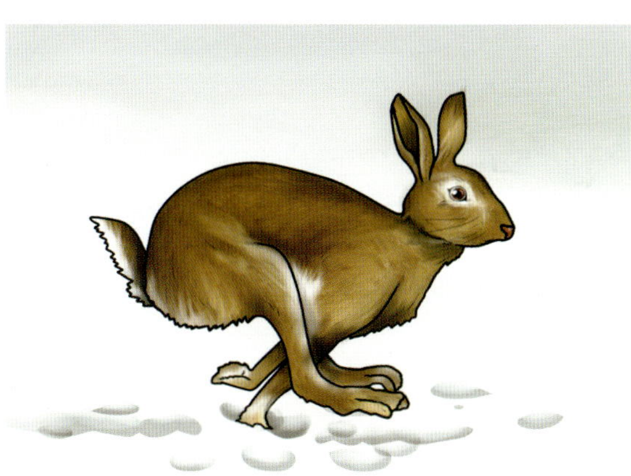

큰 각도의 양측 고관절 굴곡과 함께 양측 장골의 후방회전이 발생하고, 골반내 비틀림이 발생하지 않는다.

실제 생활 속에서 일어나는 골반내 움직임은 2차원적이기보다는 3차원적이다. 그 이유는 우리가 교차보행을 하기 때문이다. 토끼는 골반내 비틀림 없이 주행을 하지만, 인간은 양측 장골을 번갈아가며 움직여 주행이나 보행을 하기 때문에 골반내 비틀림이 발생한다. 보행과 관련하여 골반의 3차원적인 움직임에 대해 이해해보자.

먼저 천골의 3차원적 움직임은 천골의 경사축을 바탕으로 이뤄진다.

[그림4-17] 천골 비틀림

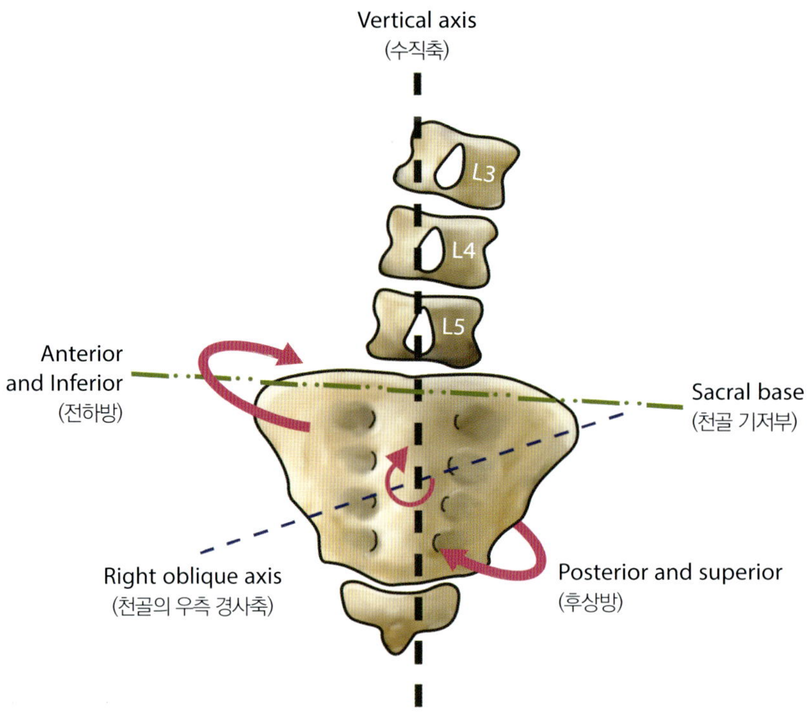

경사축은 좌경사축과 우경사축이 있으며, 경사축을 중심으로 회전움직임이 일어나고
그로 인한 천골의 3차원적 움직임이 발생하게 된다.

천골에서는 천골의 경사축(Oblique Axis)을 따라 움직이는 천골 비틀림(Sacral Torsion)이 발생한다. 천골 비틀림은 천골의 굴곡 신전 및 회전 움직임을 통해 생기고, 골반내 비틀림과 함께 생긴다. 또한 골반 경사에 따라 천골의 특징적인 비틀림이 생긴다.

천골의 경사축은 구조적 관점과 기능적 관점을 통해 설명될 수 있다. 보행에서 이러한 관점들의 차이를 통해 골반의 변위는 생역학적으로 다르게 설명될 수 있다.

[그림4-18] 천골 경사축에 따른 움직임에서 구조적 관점과 기능적 관점

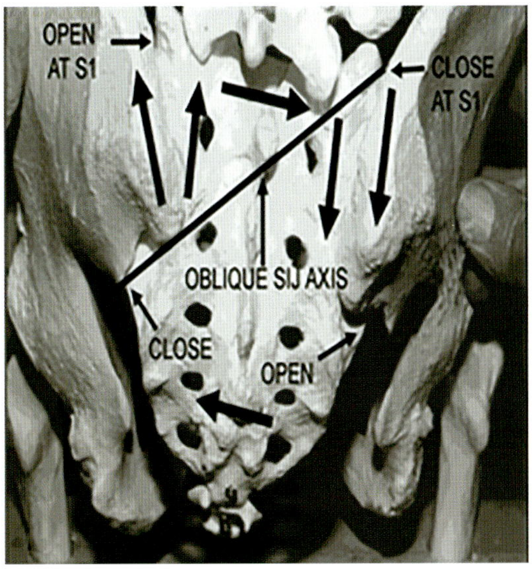

Ⓐ 구조적 관점으로 우측 경사축을 중심으로 좌측 장골이 전상방(AS)으로 변위

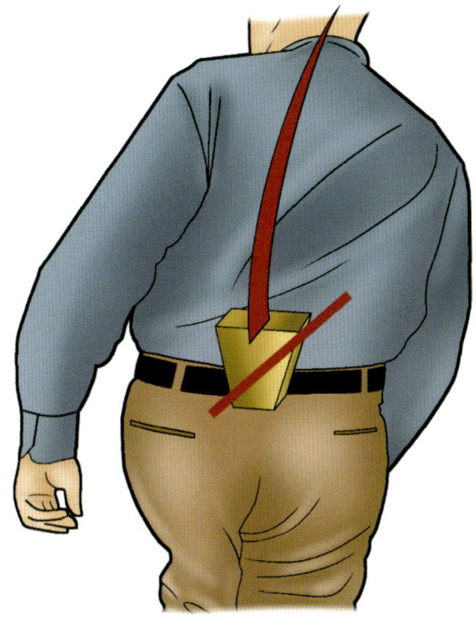

Ⓑ 기능적 관점으로 우측 경사축을 중심으로 좌측 장골이 전하방(AI)으로 변위

고정된 경사축을 중심으로 천골이 움직인다고 보는 구조적 관점에서는 보행하는 동안 반대편 장골이 천골과 함께 움직인다. 예를 들어 우측 천골 경사축을 중심으로 좌측 장골이 움직일 때 좌측 천골과 장골이 함께 움직이고, 이때 좌측 장골이 전상방(AS)변위로 이동하게 된다.

기능적 관점에서 천골의 경사축에서 발생하는 움직임은 천골의 경사축을 중심으로 반대편 장골과 천골의 상대적 움직임을 통해 각각의 움직임이 만들어진다. 우측 경사축을 중심으로 좌측 장골이 움직일 때 발과 직접적으로 연결되는 좌측 장골의 움직임은 척추와 연결된 천골의 움직임에 비해 클 것이다. 그렇기 때문에 좌측 장골의 전방회전이 천골에서의 고개숙임보다 상대적으로 더 큰 움직임이 된다. 결국 좌측 장골에서는 전방회전이 발생하고, 천골의 고개숙임에 비해 크게 작용하는 장골의 움직임으로 인해 하방으로 움직이며 장골의 전하방(AI)변위를 보이게 된다. 또한 안정상태에서 골반내 비틀림은 천골의 경사축을 고정축으로 양측 장골의 상대적인 반대 움직임을 발생시킨다.

보행 시 나타나는 골반내 비틀림에서 장골의 전방회전이 발생할 때, 맞닿은 천골의 고개숙임이 일어나는데 이는 큰 움직임이고, 동시에 장골의 전방회전에 대해 상대적인 천골의 반대고개숙임이 일어나는데 이는 작은 움직임이다. 이렇게 장골이 전방회전하면서 상대적인 천골의 반대고개숙임이 일어나고, 천골의 반대고개숙임으로 인해 불안정상태가 만들어지면서 천장관절의 기능이상이 발생하게 된다. 임상적으로 장골의 전방회전과 상대적으로 천골의 반대고개숙임이 있는 천장관절면에서 허리통증과 좌골신경통이 발생할 가능성이 크다.

또한 장골의 전후방회전은 보행과 달리기에서 고관절을 들어올리는 각도와 골반내 비틀림에 따라 그 생역학적 움직임이 다르게 설명될 수 있다.

(2) 보행과 달리기에서 발생되는 장골의 움직임

앞에서 골반내 비틀림을 설명하면서 보행 시 내딛는 다리에서 장골의 전방회전이 일어남을 이야기하였다. 하지만 고관절이 일정 각도 이상으로 굴곡되면 장골은 후방회전된다. 이처럼 고관절이 들어올려지는 각도에 따라, 장골의 전후방회전의 움직임이 달라짐을 이야기하고자 한다. 예를 들어 보행과 달리기에서 장골은 서로 다른 생역학적 회전 움직임을 보인다.

[그림4-19] 보행과 달리기에서 장골의 생역학적 움직임

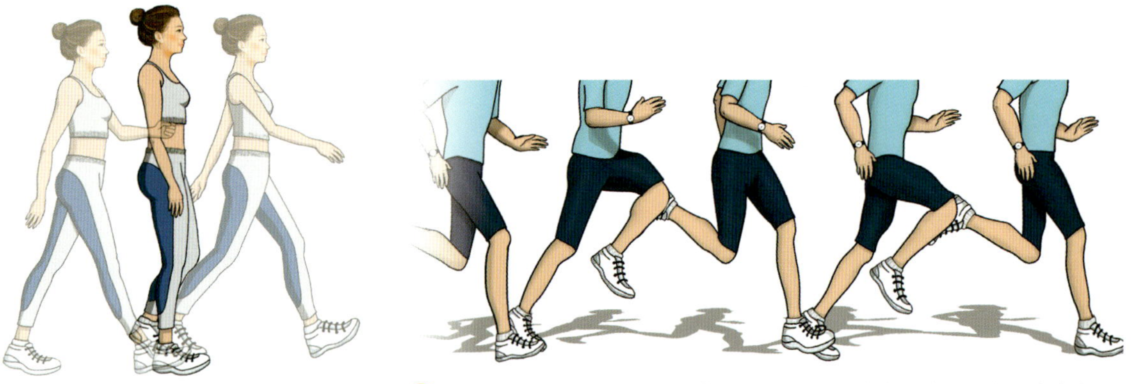

A 허리 안정화를 위해 골반의 전방경사와 허리의 전만을 유지하고, 골반내 비틀림을 통해 하지교차운동을 하면서 보행

B 전력질주를 위해 고관절 굴곡을 통한 골반 후방경사를 발생시키고 상대적으로 허리 후만으로 인한 불안정상태에 노출

대부분 사람들은 보행하는 과정에서 허리를 구부정하기보다는 곧게 펴서 상지와 하지의 교차운동을 한다. 보행에서 골반의 전방경사는 보상작용으로 허리의 전만을 유지하고, 허리의 안정상태를 유지한다. 보행 중 허리의 안정상태는 장시간 보행으로 발생될 수 있는 허리의 피로를 줄여줄 수도 있다. 또한 보행 중 골반내 비틀림은 스윙기(Swing Phase)에서 내민 다리와 함께 장골의 전방회전을 발생시킨다. 보행에서 편한 걸음을 위해서는 다리의 보폭은 크지 않고, 행군하는 군인들처럼 고관절을 높게 들어올리지 않아야 한다. 만약 행군하는 군인들처럼 고관절을 들어올린다면 장골은 후방회전을 할 것이고, 생역학적으로 요추의 부하가 커지기 때문에 장시간 보행은 힘들 것이다.

달리기를 할 때는 보행과 다르게 고관절을 높게 들어올리게 된다. 고관절의 굴곡이 일정 각도를 넘어서면서는 장골의 후방회전이 발생하고, 보상작용으로 허리의 굴곡이 발생하고 불안정상태에 노출된다. 전력 질주 시 허리 불안정에 대한 반응으로 요추는 전만을 유지하기 위해 과도한 근육작용을 필요로 하고 지나친 에너지를 소비하게 된다. 그렇기 때문에 고관절 굴곡을 통해 발생되는 장골의 후방회전 상태로는 생역학적으로 장시간 노출되기 힘들 것이다.

따라서 보행 중 스윙기에서 이뤄지는 고관절의 굴곡은 장골의 후방회전이 발생되지 않을 정도 내에서 이뤄지고, 이때는 골반내 비틀림에 의해 장골의 전방회전이 발생된다.

[그림4-20] 학다리 자세

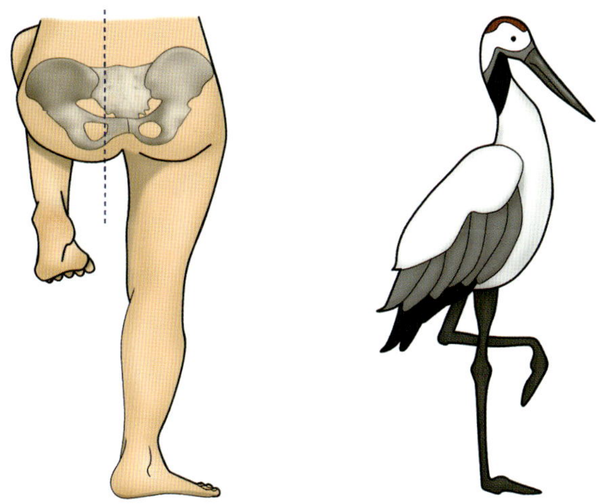

좌측 고관절 90도를 들어올릴 때 좌측 장골의 절대적 후방회전이 발생하고, 이런 학다리와 같은 자세로 정상적 보행은 힘들다.

보행 시 골반내 비틀림이 반영되지 않은 골반의 움직임에 대한 설명의 예

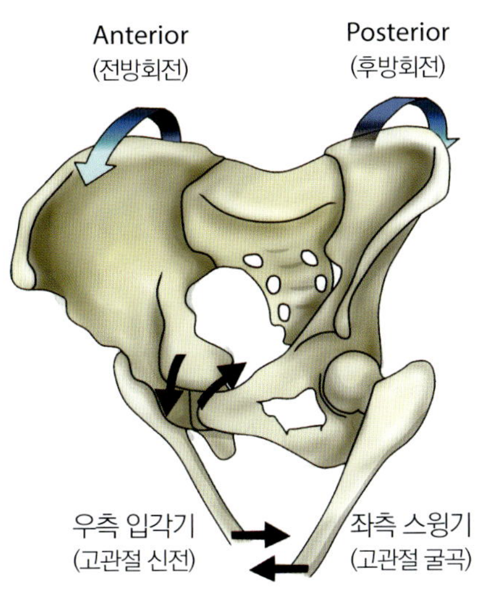

[그림1]

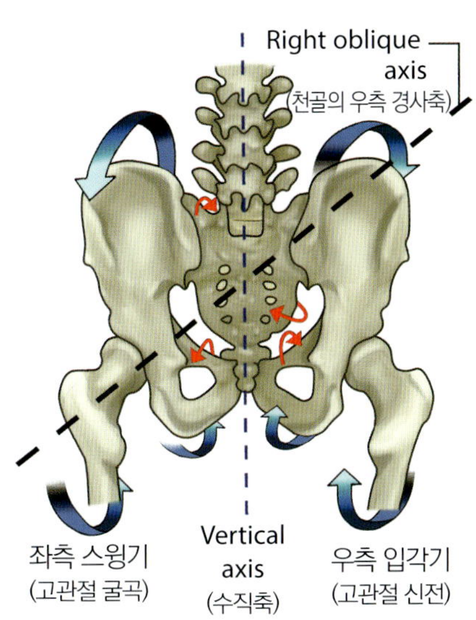

[그림2]

이 그림1에서는 보행 시 좌측이 유각기, 우측이 입각기로 나타나 있다. 그림2에서는 스윙기인 좌측 고관절이 굴곡되면서 장골이 후방회전됨을 표현하고 있다.

일반적인 보행이라는 상황 속에서 생역학적 관점으로 골반의 움직임을 바라보면 스윙기에서 장골은 전방회전된다고 보는 게 합리적이다. 이 그림처럼 좌측이 스윙기일 때 좌측 다리는 앞으로 내밀어지면서 추진력을 갖게 되고, 또한 동시에 천골에서는 ROR 비틀림이 발생하게 된다. ROR유형의 천골 비틀림이 발생하게 되면 장골 또한 따라서 좌측은 전방회전, 우측은 후방회전되어야 한다.
위 그림에서는 좌측 고관절이 굴곡되면서 좌측 장골이 후방회전됨을 나타내었는데, 문제는 고관절을 일정각도 이상으로 굴곡하게 되는 경우 장골의 후방회전이 발생하게 되지만([예] Stork 검사), 일상적 보행 속의 상황에서는 우리가 장골이 후방회전될 정도로 고관절을 굴곡하지 않는다는 것이다. 따라서 그림과 같은 현상이 발생하기는 힘들다.

위 그림은 단순히 고관절의 굴곡과 동시에 장골이 후방회전됨을 표현하였고, 골반내 비틀림을 정확히 이해하지 못한 상태에서 양측 장골의 회전 움직임을 잘못 설명한 예인데 이는 학문적 오류이다. 이와 같이 골반내 비틀림과 보행 시의 고관절 굴곡 각도를 함께 고려한다면 유각기인 좌측 장골에서는 전방회전이 발생한다고 보는 것이 좀더 합리적일 것이다.

좌측 장골이 전방회전하면서 반대편인 입각기에서는 골반내 비틀림으로 인해 우측 장골이 후방회전하고, 또한 고관절 신전이 함께 발생한다. 보행을 위한 입각기에서의 천장관절의 안정화 측면에서도 우측 천골면의 고개숙임과 그에 대한 상대적인 우측 장골의 후방회전이 일어나게 된다.

4. 천골 비틀림의 생역학적 분류

1) 천골의 경사축에 따른 3차원적 움직임인 천골의 비틀림

천골 비틀림(Sacral torsion)은 천골의 경사축(Sacral oblique axis)을 따라 천골의 회전과 천골의 고개숙임 또는 반대-고개숙임을 발생시킨다. Right sacral torsion On Right oblique axis는 약자로 ROR 천골 비틀림으로 병기한다.

천골의 경사축은 천골 기저부인 상부극(Superior Pole)에서 반대편 하부외측각(Inferior Lateral Angle)을 이은선이고, 주로 회전과 굴곡(또는 신전) 그리고 약간의 측굴을 통해 3차원적 움직임을 만든다.

[그림4-21] 천골의 하부외측각(ILA)과 천골의 경사축

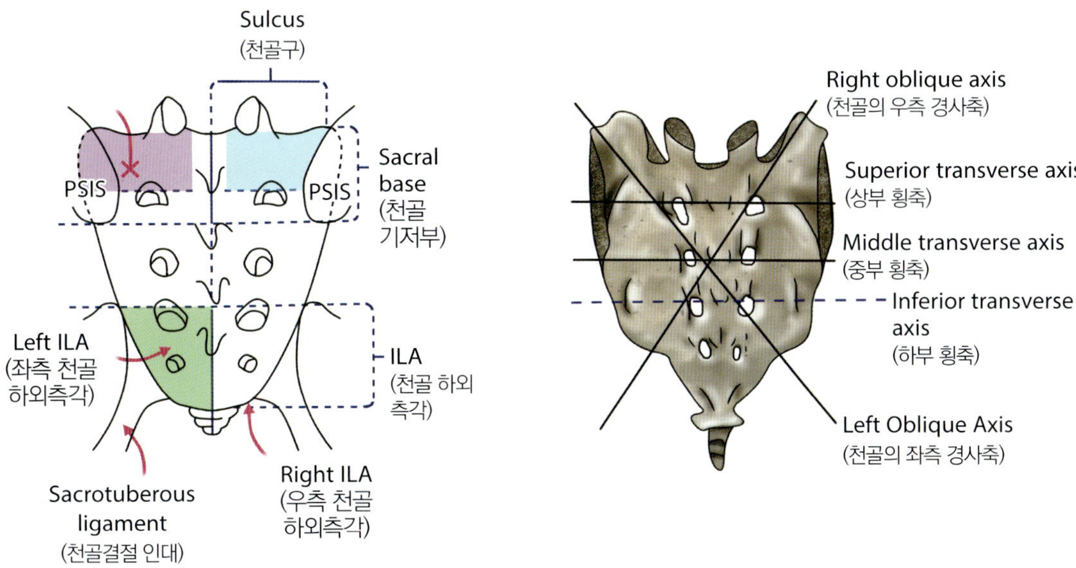

천골의 횡축은 천장관절의 L자형태의 관절면과 해부학적 구조로 인해 기능적으로는 존재하지 않는다.

천골의 경사축은 안정상태와 불안정상태의 보행에 따라 고유의 경사축을 형성하고, 허리에서 기인한 통증에서 진단과 치료의 중요한 정보를 제공한다.

[그림4-22] 천골의 비틀림 유형

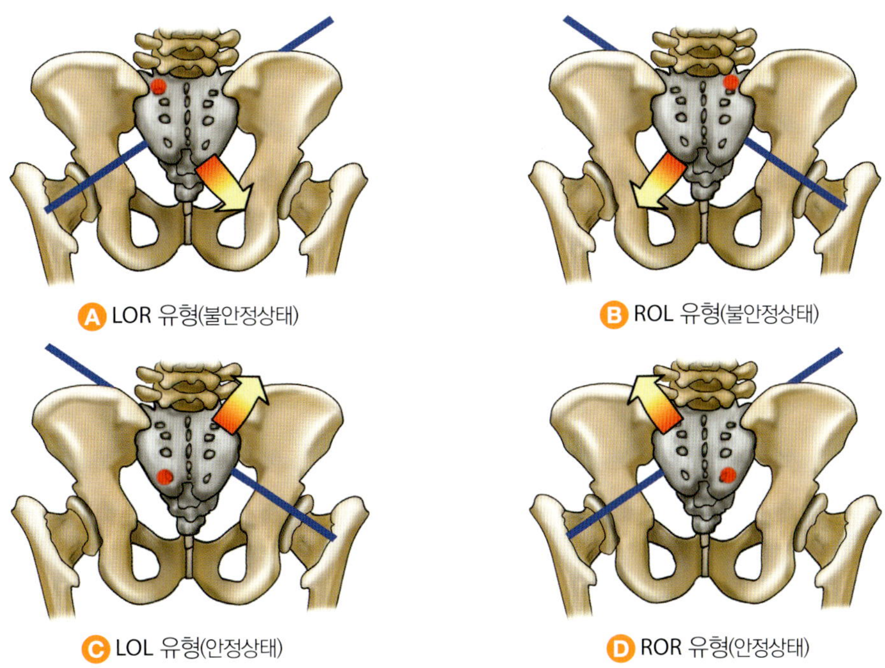

천골의 경사축은 천골 비틀림의 4가지 유형을 결정하는 중요한 축이고, 안정상태에 따라 천골의 고개숙임을 동반한 LOL, ROR유형과 불안정상태에 따라 천골의 반대고개숙임을 동반한 LOR, ROL유형으로 분류한다.

2) 안정상태에서 천골 비틀림

[그림4-23] LOL 유형의 천골 비틀림

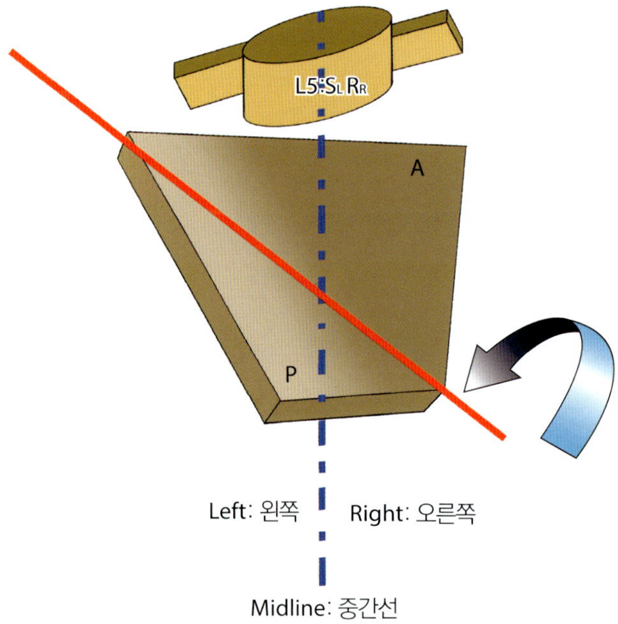

천골의 고개숙임과 좌측 회전, 우측 장골의 전방회전과 좌측 장골의 후방회전
[**단, 양측 평발화 현상을 동반한 골반의 전방경사 상태에서 위와 같은 결과가 발생할 수 있다**]

LOL유형의 천골 비틀림은 Left sacral torsion Of Left sacral oblique axis의 약자를 의미하고, 좌측 천골 경사축을 중심으로 축의 방향으로 전방굴곡과 유사한 움직임(고개숙임)과 회전이 일어나는 것을 말한다. 발을 땅에 지지하는 폐쇄성힘사슬(CKC)에서 장골의 움직임이 크기 때문에 LOL유형의 천골 비틀림을 포함한 골반내 비틀림은 우측 천장관절면에서 우측 장골의 전방회전과 우측 천골의 상대적 반대고개숙임이 발생하고, 좌측 천장관절면에서 좌측 장골의 후방회전과 좌측 천골의 상대적 고개숙임이 발생한다.

LOL유형의 천골 비틀림은 폐쇄성힘사슬에서 안정상태를 유지하기 때문에 무증상인 경우가 많고, 비만으로 인한 체형관리나 습관적인 자세교정을 목적으로 내원하는 경우가 많다. 하지만 우측 천장관절면에서 우측 천골의 상대적 반대고개숙임으로 인해 관절의 불안증이 발생하기 때문에 우측 허리나 엉치로 쏠리는 통증뿐만 아니라 경미한 중앙부 허리통증 등이 발생할 수 있다.

[그림4-24] ROR 유형의 천골 비틀림

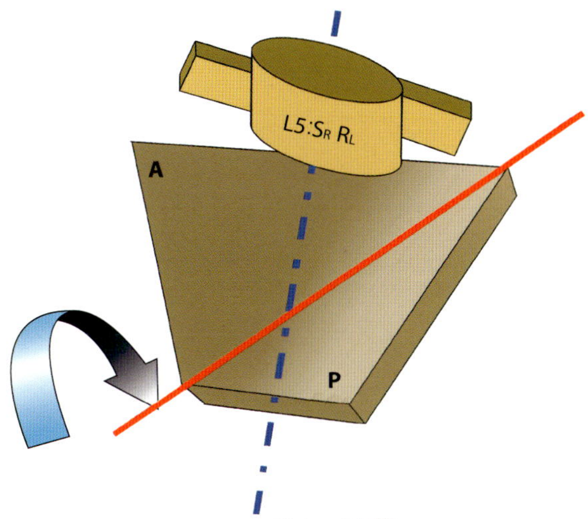

천골의 고개숙임과 우측 회전, 좌측 장골의 전방회전과 우측 장골의 후방회전

[**단, 양측 평발화 현상을 동반한 골반의 전방경사 상태에서 위와 같은 결과가 발생할 수 있다**]

ROR유형의 천골 비틀림은 Right sacral torsion Of Right sacral oblique axis의 약자를 의미하고, 우측 천골 경사축을 중심으로 축의 방향으로 전방굴곡과 유사한 움직임(고개숙임)과 회전이 일어나는 것을 말한다. 발을 땅에 지지하는 폐쇄성힘사슬(CKC)에서 장골의 움직임이 크기 때문에 ROR 유형의 천골 비틀림을 포함한 골반내 비틀림에서 좌측 천장관절면에서 좌측 장골의 전방회전과 좌측 천골의 상대적 반대고개숙임이 발생하고, 우측 천장관절면에서 우측 장골의 후방회전과 우측 천골의 상대적 고개숙임이 발생한다.

ROR유형의 천골 비틀림은 폐쇄성힘사슬에서 안정상태를 유지하지만, 좌측 천장관절면에서 좌측 천골의 상대적 반대고개숙임으로 인해 관절의 불안증이 발생하기 때문에 좌측 허리나 엉치로 쏠리는 통증뿐 아니라 경미한 중앙부 허리통증 등이 발생할 수 있다.

3) 불안정상태에서 천골 비틀림

[그림4-25] LOR 유형의 천골 비틀림

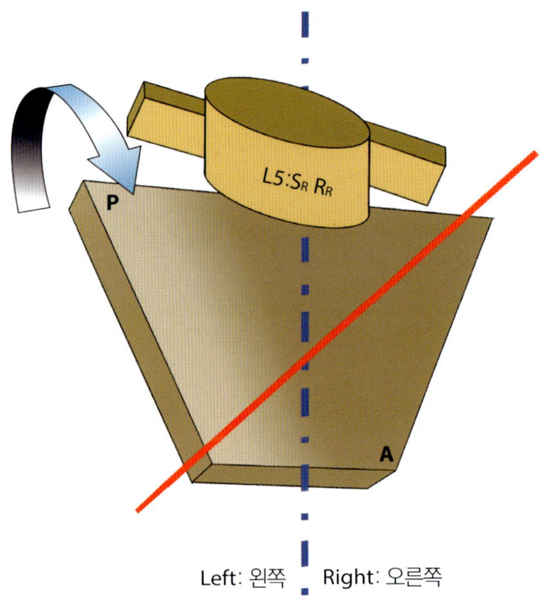

천골의 반대고개숙임과 좌측 회전, 우측 장골의 전방회전과 좌측 장골의 후방회전
[**단, 양측 평발화 현상을 동반한 골반의 전방경사 상태에서 위와 같은 결과가 발생할 수 있다**]

LOR유형의 천골 비틀림은 Left sacral torsion Of Right sacral oblique axis의 약자를 의미하고, 우측 천골 경사축을 중심으로 축의 방향으로 후방굴곡과 유사한 움직임(반대고개숙임)과 회전이 일어나는 것을 말한다. 발을 땅에 지지하는 폐쇄성힘사슬(CKC)에서 장골의 움직임이 크기 때문에 LOR유형의 천골 비틀림을 포함한 골반내 비틀림은 우측 천장관절면에서 우측 장골의 전방회전과 우측 천골의 상대적 반대고개숙임이 일어나고, 좌측 천장관절면에서 좌측 장골의 후방회전과 좌측 천골의 상대적 고개숙임이 일어나게 된다.

LOR유형의 천골 비틀림은 폐쇄성힘사슬에서 불안정상태를 유지하며 급성 증상인 경우가 많다. 디스크내 압력 증가로 인해 경막 자극 증상이나 신경 차단 증상을 발생시키는 경우가 많다. 우측 천장관절면에서 우측 천골의 상대적 반대고개숙임으로 인해 좌측에 비해 상대적으로 불안증이 더 심하게 나타날 수 있고, 이로 인해 우측 허리나 엉치로 쏠리는 통증, 우측 좌골신경통뿐만 아니라 심한 중앙부 허리통증 등이 발생할 수 있다.

[그림4-26] ROL 유형의 천골 비틀림

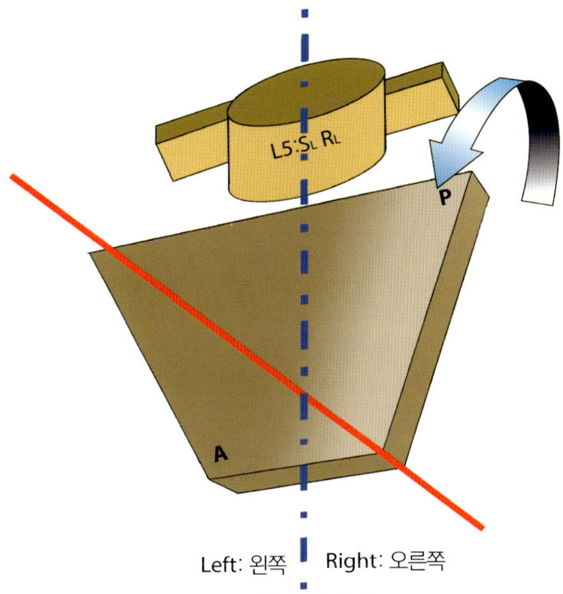

천골의 반대고개숙임과 우측 회전, 좌측 장골의 전방회전과 우측 장골의 후방회전
[**단, 양측 평발화 현상을 동반한 골반의 전방경사 상태에서 위와 같은 결과가 발생할 수 있다**]

ROL유형의 천골 비틀림은 Right sacral torsion Of Left sacral oblique axis의 약자를 의미하고, 좌측 천골 경사축을 중심으로 축의 방향으로 후방굴곡과 유사한 움직임(반대고개숙임)과 회전이 일어나는 것을 말한다. 발을 땅에 지지하는 폐쇄성힘사슬(CKC)에서 장골의 움직임이 크기 때문에 ROL유형의 천골 비틀림을 포함한 골반내 비틀림은 좌측 천장관절면에서 좌측 장골의 전방회전과 좌측 천골의 상대적 반대고개숙임이 일어나고, 우측 천장관절면에서 우측 장골의 후방회전과 우측 천골의 상대적 고개숙임이 일어나게 된다.

ROL유형의 천골 비틀림은 좌측 천골의 상대적 반대고개숙임으로 인해 좌측 허리나 엉치로 쏠리는 통증, 좌측 좌골신경통뿐만 아니라 심한 중앙부 허리통증 등이 발생할 수 있다.

천골의 비틀림을 포함한 골반내 비틀림을 설명하기 위해서는 폐쇄성힘사슬을 통한 장골의 작용과 양측 발의 생역학적 상태가 고려되어야 한다. 보행에 따라 고유한 천골의 경사축이 결정되기 때문에, 양측 발의 생역학적 상태에 따른 상행성 자세 비틀림(Ascending Postural Distortion)을 간과할 수 없다.

4) Dr. Cho's Concepts에서 천골 비틀림의 결정 요인

기존의 Osteopathy에서는 위에서 소개한 바와 같이 천골의 경사축에 따른 천골 비틀림의 4가지 유형을 결정하고 안정상태와 불안정상태에서의 천골 비틀림을 분류하였다.

Dr.Cho's 천골 비틀림은 기존의 4가지 유형 이외에 rROL, rLOR, ROL+, LOR+, rROL+, rLOR+ 6가지 유형이 더하여져 총 10가지 천골 비틀림 유형이 있다.

기존 4가지 유형 이외의 6가지 유형들에 대한 자세한 설명은 뒤의 5, 6장에서 더 소개될 것이다.

이 10가지 유형의 천골 비틀림의 핵심적인 결정 요인은 다음과 같다.

첫 번째, 요추의 환경

천골은 해부학적인 이유로 움직임에 대한 자기 결정권을 가지지 못한다. 그렇기 때문에 요추의 움직임이 천골의 움직임에 직접적으로 영향을 미칠 수 있다. 요추의 전만은 천골의 고개숙임으로 인한 LOL, ROR 천골 비틀림을 유발하고, 전만 감소는 상대적으로 천골의 반대고개숙임으로 인한 LOR, ROL 천골 비틀림을 유발한다. 또한 요추의 편위 상태에 따라 우측에서 좌측으로 편위는 LOR 천골 비틀림을 유발하고, 좌측에서 우측으로 편위는 ROL 천골 비틀림을 유발한다.

두 번째, 천장관절면의 환경

요추–골반–고관절 복합체의 기능적 움직임은 골반내 비틀림을 발생시킨다. 이러한 골반내 비틀림은 천장관절의 움직임을 유발하지만, 해부학적인 이유로 인해 천장관절의 움직임은 제한될 수 밖에 없다. 무엇보다 요추의 퇴행으로 인한 생역학적 과부하가 천장관절에 축적될 경우 천장관절의 퇴행을 초래할 수 있고, 침범된 천장관절은 과도한 저가동성에 노출될 수 있다. 천장관절의 퇴행은 우측 천장관절에 노출될 경우 ROL+ 천골 비틀림을 발생시키고, 좌측 천장관절에 노출될 경우 LOR+ 천골 비틀림을 발생시킨다.

세 번째, 편위교정의 작용

요추 측굴을 동반한 복와위 편위교정에서 통증이 유발되는 경우 반대측 요추 측굴을 통한 편위교정은 통증을 소실시킨다. LOR 천골 비틀림 환자가 좌측 요추 측굴을 동반한 편위교정을 통해 통증이 나타나고, 우측 측굴을 동반한 편위교정을 통해 통증 소실이 되었다면, 이는 rLOR 천골 비틀림을 의미한다. LOR+ 천골 비틀림 환자가 좌측 요추 측굴을 동반한 편위교정을 통해 좌측 좌골신경통이 발생하고, 우측 측굴을 동반한 편위교정을 통해 통증 소실이 되었다면, 이는 rLOR+ 천골 비틀림을 의미한다.

Ⅴ.
천장관절 안정성과 기능 이상에 대한 생역학적 이해

1. 골반의 천장관절 기능의 통합적 모델

상하지의 교차운동이나 단일 운동은 천장관절의 안정화를 통해 정상적으로 발생한다.

천장관절에서 고관절을 따라 올라가는 상행성 힘과 천골을 따라 내려가는 하행성 힘의 충돌이 발생하기 때문에 천장관절은 안정화가 필요하다.

[그림5-1] 천장관절에서 힘의 전달

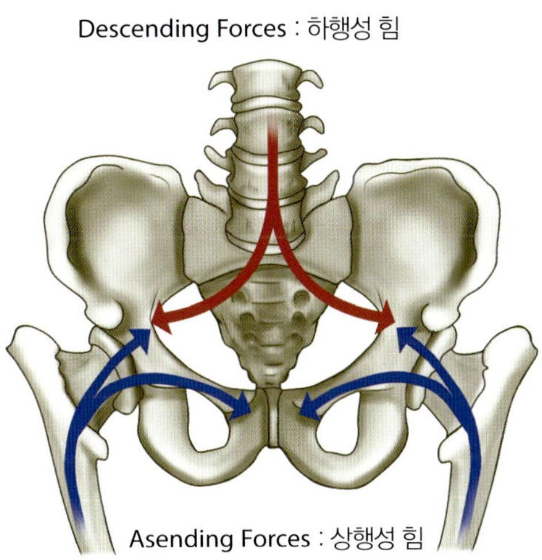

천장관절에서 고관절을 따라 올라가는 상행성 힘과 천골을 따라 내려가는 하생성 힘의 충돌이 발생하기 때문에 천장관절은 안정화가 필요하다.

천장관절의 안정화 기능은 관절의 허용 가동범위까지 움직임이 안정적으로 이뤄지게 하는 것이다. 만약 천장관절에서 상지와 하지로부터 발생되는 힘의 전달이 실패한다면, 천장관절의 기능상실로 인한 천장관절기능부전증이 발생하고 이는 관절주위 및 주변 연부 조직에 통증을 일으키게 된다.

천장관절에서 기능적 움직임은 관절의 외적 그리고 내적 안정성을 바탕으로 발생한다. 그렇기 때문에 천장관절의 기능을 이해하기 위해서는 천장관절의 안정성에 대해 알아야 한다.

[그림5-2] 천장관절의 안정성

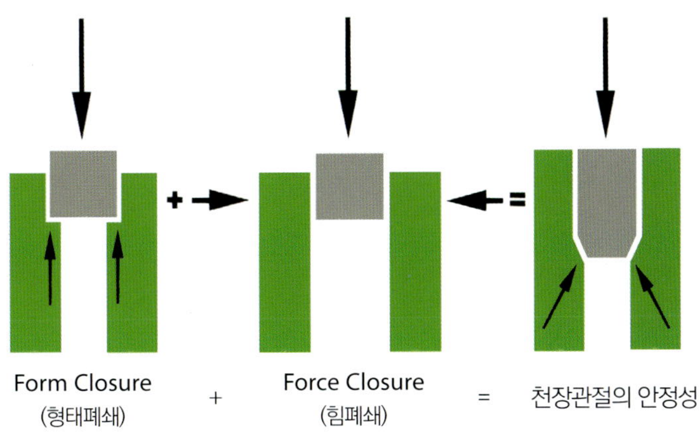

천장관절의 안정성은 천장관절 내부에서 정적 안정화를 위한 구조적 안정성인 형태폐쇄(Form Closure), 천장관절 외부에서 동적 안정화를 위해 관절의 압박이 발생하는 힘폐쇄(Force Closure), 그리고 허리 안정화를 위한 심부근육과 힘폐쇄를 위한 외부근육의 운동조절능력(Motor Control) 등을 통합적으로 요구한다.

따라서 천장관절의 형태폐쇄와 힘폐쇄를 통한 구조적·기능적 안정성이 통합적으로 유지된 후, 허리나 고관절을 통해 힘의 부하가 천장관절에 전달되기 전에 코어근육들의 공동활성화가 발생해야 한다.

천장관절에서 형태폐쇄, 힘폐쇄, 운동조절능력 그리고 안정적인 감정상태가 통합적으로 유지될 때, 상하지의 교차운동이나 단일운동은 통증을 유발하지 않고 정상적 움직임을 만들어낼 수 있다.

2. 천장관절 안정화를 위한 형태폐쇄

[그림5-3] 형태폐쇄를 위한 자가잠김기전

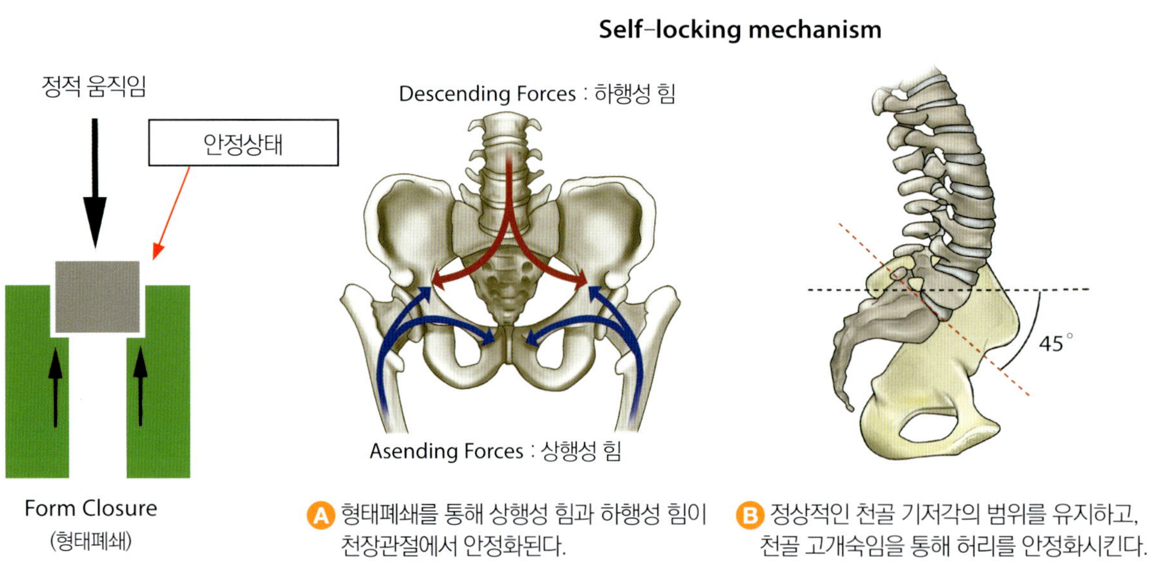

Ⓐ 형태폐쇄를 통해 상행성 힘과 하행성 힘이 천장관절에서 안정화된다.

Ⓑ 정상적인 천골 기저각의 범위를 유지하고, 천골 고개숙임을 통해 허리를 안정화시킨다.

천장관절은 안정화를 위해 스스로 관절의 안정상태를 유지하고 형태폐쇄를 형성한다. 그리고 천장관절은 천골과 장골의 해부학적 형태와 관절을 지지하는 인대들로 이루어진 천장관절의 자가잠김기전(Self Locking Mechanism)을 바탕으로 안정화된다.

천장관절의 자가잠김기전(Self locking mechanism)은 골반의 안정화를 위해 요추의 전만(Lumbar lordosis), 천골의 고개숙임(Sacral nutation), 골반의 전방경사(Anterior pelvic tilt)를 통해 유지된다.

정적 안정상태에서 천장관절의 안정화는 천장관절 주변에 있는 등쪽천장인대와 천골결절인대를 통해 형태폐쇄를 더욱 견고하게 유지하게 된다.

[그림5-4] 골반경사

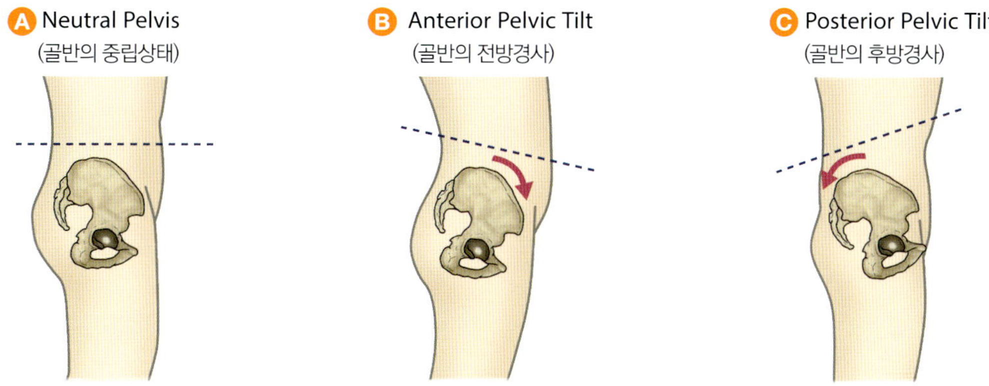

임상에서 골반경사각이 0도인 중립위치는 존재하지 않는다.

임상에서 중립위치는 골반이 약간 전방경사된 상태를 의미하고, 골반의 전방경사는 경사각이 중립보다 과도해진 상태를 의미한다.

골반의 후방경사

천장관절의 안정화 관점에서, 골반경사의 상대성(Relativity)에 따라 Ⓑ에서 언급된 골반의 전방경사가 골반의 중립상태(Neutral pelvis)를 의미하고, Ⓐ에서 언급된 골반의 중립상태는 골반의 후방경사(Posterior pelvic tilt)를 의미한다. 흔히 장골의 ASIS와 PSIS를 이은 선과 수평선이 평행한 경우로 중립위치를 정의하며 이러한 중립위치를 안정적인 상태로 오인하는 경우가 많다. 하지만 생역학적 관점에서 골반의 안정적인 상태란 디스크내 음압이 유지되도록 하는 허리의 전만자세를 말하며, 이는 골반이 약간 전방경사된 것이다. 그러나 이러한 중립위치 즉 골반의 전방경사도 과도하게 되면, 허리의 전만 또한 과도해지면서 안정적 상태임에도 불구하고 후관절의 충돌현상으로 인한 통증을 일으킬 수 있으므로, 이는 생역학적 관점에서는 기능이상이 초래된다고 볼 수 있다.

3. 천장관절 안정화를 위한 힘폐쇄

[그림5-5] 힘폐쇄를 위한 힘사슬 슬링시스템

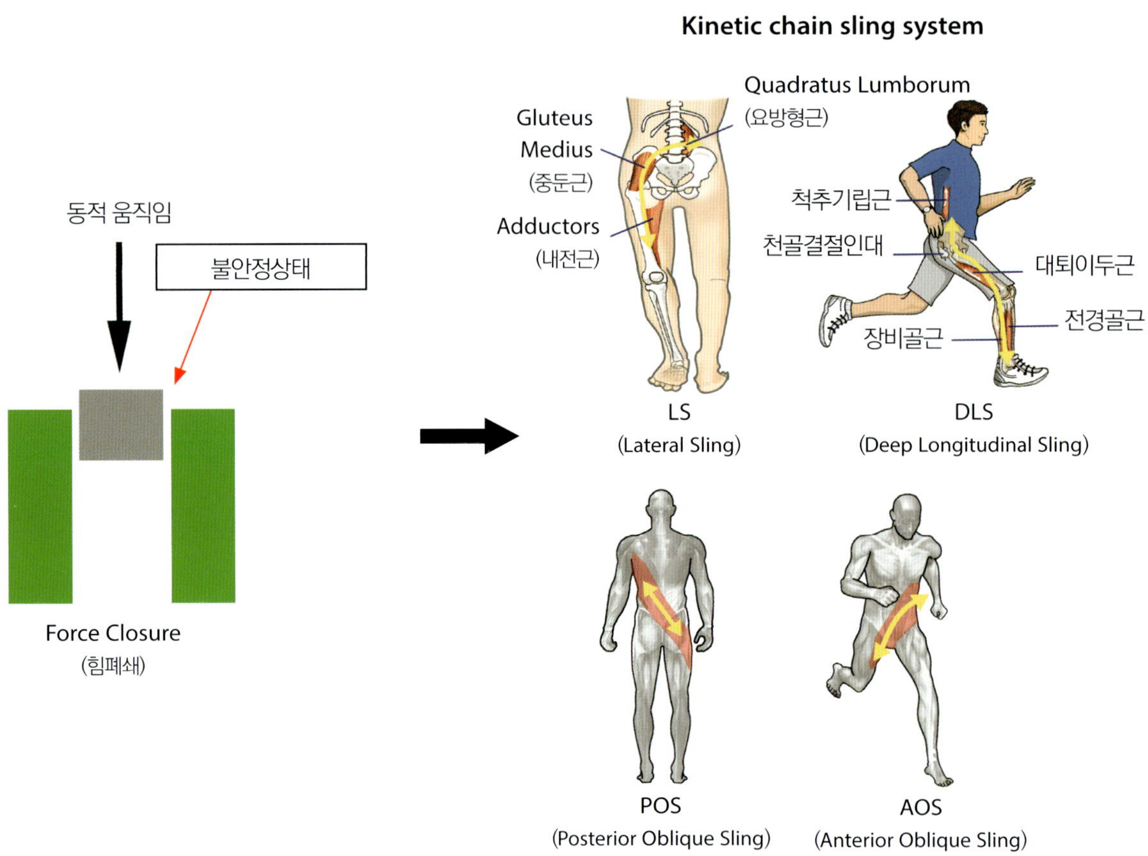

힘폐쇄(Force closure)는 근육, 근막, 힘줄에 의한 압박을 통해 천장관절의 안정성을 유지한다. 힘폐쇄는 국소 근육(Local muscle)과 전체 근육(Global muscle)의 활성화를 위해 근육 동원력(Recruitment)을 유지해야 한다.

천장관절의 힘폐쇄는 근육(힘줄)과 근막 등으로 이루어진 DLS(Deep Longitudinal Sling) 시스템, POS(Posterior Oblique Sling) 시스템, AOS(Anterior Oblique Sling) 시스템, LS(Lateral Sling) 시스템 등 힘사슬 슬링시스템(Kinetic chain sling system)을 통해 천장관절을 압박하는 힘을 만들어내고, 보행과 달리기 같은 동적 움직임(Dynamic movement) 동안 천장관절을 안정화한다.

힘사슬 슬링시스템 중 POS 시스템은 상하지가 교차로 움직이는 교차보행을 만들고, 천장관절의 안정화뿐만 아니라 요추 안정화를 위해 중요한 역할을 한다. POS시스템은 편측 대둔근, 흉배근막, 대측 광배근을 통해 힘의 경사축을 만들고, 우측과 좌측 POS시스템의 균형을 통해 요추-골반-고관절 복합체의 기능적 움직임을 발생시킨다. POS시스템은 골반의 기능적 부정렬 또는 구조적 부정렬에 따라서 양측 POS시스템 중 생역학적으로 우세한 POS시스템을 통해 골반을 안정화하고 기능적 움직임을 발생시킨다.

4. 천장관절의 기능이상: 천장관절의 기능적 부정렬 상태에서

1) 힘폐쇄 기능이상: Posterior Oblique Sling(POS) 시스템의 기능이상

LOL, ROR 또는 LOR, ROL 천골 비틀림과 같은 골반의 기능적 부정렬 상태에서 전방회전된 장골 쪽의 우세한 POS 시스템이 작용한다. 골반내 비틀림에서 전방회전된 장골은 대둔근의 장력성 긴장과 함께 원심성 수축으로 인해 근약화를 초래하고, 고관절의 신전에 대한 협력근 작용을 하는 햄스트링의 과긴장을 발생시킨다. 대둔근의 약화로 인해 우세한 POS시스템은 안정화를 위해 고관절보다는 대측 견관절의 과부하를 발생하고, 상대적인 대측 광배근의 과긴장을 유발한다. 양측 요방형근들과 다열근들은 흉배근막에 둘러싸여 요추 안정화 작용을 한다. LOR과 ROL 천골 비틀림과 같은 불안정상태에서 우세한 POS 시스템은 요추의 불안정으로 인해 양측 요방형근들과 다열근들의 불균형을 발생시키고, 흉배근막의 긴장을 초래한다.

천장관절 인대의 이완(laxity)과 프롤로테라피 치료에 대한 고찰

일반적으로 천장관절 형태폐쇄 장애의 원인으로 천장관절 인대 이완으로 인한 천장관절의 과가동성을 꼽는다.
프롤로테라피는 이완되고 약해진 인대를 강화하려는 치료 방법이다.
하지만 천장관절의 불안정성이 이완된 인대에 의한 것인지에 대한 고민이 필요하다.
천장관절의 형태폐쇄에서 구조적 완전체(integrity)의 유지와 안정성에는,
①관절 자체의 형태가 가장 큰 역할을 하고, ②인대가 그 안정성을 더해준다.
천장관절면의 형태는 4장에서 살펴본 대로 L자 형태로, 형태 자체가 안정적이며 활주(slide)로 움직임을 가지므로 가동성이 매우 적다.
인대의 이완은 어깨의 구상관절(ball and socket joint)과 같이 가동성이 큰 관절에서 자주 동반이 되는데, 어깨의 경우는 먼저 상완 관절의 부정렬(전방전위)이 동반된 상황에서 인대의 이완이 나타난다. 천장관절은 관절 모양 특성상 관절 자체의 부정렬이 일어나기 어려우며 만약 관절 자체의 부정렬이 나타날 정도로 형태폐쇄의 안정성이 떨어지는 상황이라면 보행이 어려울 것이다. 또한 그러한 상태에서는 이차적으로 동적안정장치인 근육들의 보상작용으로 보호적 근육경계현상으로 인해 통증이 나타나게 될 것이므로 인대 강화는 치료의 주요 목표가 되지 않는다. 천장관절의 기능적 부정렬은 움직임 동안에 천장관절의 기능이상으로 기인한 것이다. 그렇다면 여기서 치료의 대상은 요추-골반-고관절 복합체의 기능부전증이 된다.

5. 천장관절의 기능이상: 천장관절의 구조적 부정렬 상태에서

1) 천장관절 구조적 부정렬에 대한 이해

골반의 기능적 움직임은 요추와 고관절의 움직임을 통해서 발생한다. 골반을 구성하고 있는 천골과 장골(무명골) 중에서 천골은 기능적 움직임에 대한 자기결정권을 가지고 있지 않기 때문에 위로는 요추의 움직임과 아래로는 고관절과 연결된 양측 장골들의 움직임으로 인해 천골의 움직임이 만들어진다. 골반의 기능적 부정렬에서 요추의 신전과 굴곡에 대한 천골 고개숙임과 반대고개숙임 그리고 양측 장골들의 움직임에 대한 골반내 비틀림이 합쳐져 천골 비틀림이 나타난다. 요추–골반–고관절 복합체의 기능적 움직임은 움직임을 시작할 때 고유한 천골 비틀림을 가지게 되고 해당 천골 비틀림의 천골 경사축을 통한 골반내 비틀림을 통해 보행과 같은 기능적 움직임을 시작한다. 그리고 자동적으로 반대편 경사축을 통해 번갈아가며 천골 비틀림을 발생시키고 자연스러운 보행을 만들게 된다.

요추의 기능적 퇴행은 요추 관절들의 구조적 퇴행으로 인해 요추의 구조적 부정렬과 구조적 변형을 발생시킨다. 그리고 요추의 기능적·구조적 퇴행은 움직임과 기능적으로 연결된 골반내 천장관절의 기능적·구조적 퇴행을 초래한다. 요추 관절들의 구조적 퇴행을 동반한 구조적 부정렬과 구조적 변형은 구조적 퇴행을 동반한 천장관절의 구조적 부정렬을 만들고 특징적인 천장관절의 저가동성을 유발한다. 저가동성을 동반한 천장관절의 구조적 부정렬은 대부분 편측의 천장관절의 구조적 퇴행으로 나타나지만, 천장관절이 불안한 경우 양측에서 나타날 수도 있다. 골반내 비틀림에서 천장관절의 구조적 부정렬은 상대적으로 후방회전된 장골에서 가동성 제한이 발생하고, 골반의 기능적 부정렬에서 발생되는 장골의 후방회전의 양보다 더 많은 후방회전을 보인다. 그렇기 때문에 천장관절의 구조적 부정렬은 기능적 부정렬에 비해 골반내 비틀림에서 양측 장골들의 회전차이를 더 보일 수 있고, 기능적 움직임에서 골반의 안정성을 떨어트린다.

2) 형태폐쇄 기능이상

(1) 천장관절 저가동성으로 인한 인대의 과민증

가동성이 떨어진 천장관절은 관절의 구조적 문제로 인한 인대의 유착을 유발하고, 기능적 움직임에서 저가동으로 불안정해진 관절에 대한 보호적 근육경계현상을 유발한다. 이러한 현상은 저가동된 천장관절에서 정적 움직임 상태뿐만 아니라 동적 움직임 상태에서도 발생할 수 있다. 보행과 같은 동적 움직임에서 저가동된 천장관절은 관절의 마찰로 인해 인대를 더욱 과민하게 만들고 인대들의 발통점을 유발한다. 또한 요추 안정화 근육들과 외부에 근육들의 활성화가 정적 움직임에 비해서 크게 증가하고 생역학적 과부하로 인해 근육들의 발통점을 유발한다.

Hackett과 Hemwall은 천장관절을 포함한 요추–골반–고관절 복합체에서 인대의 발통점으로 인한 연관통 패턴들을 정리하였고, 인대의 연관통의 원인을 인대 이완으로 설명하였다. 하지만 이는 요추-골반-고관절 복합체의 생역학적·기능적 원인과 결과를 고려하는 것보다 근막통증증후군과 같은 구조적 접근으로 인대의 이완과 연관통 패턴의 매핑(mapping)만을 고려하였다. 그렇기 때문에 근육과 인대의 발통점으로 인한 연관통 패턴만을 고려하여 접근하는 것보다 생역학적·기능적 문제를 통해 접근하는 것이 바람직할 것이다.

[그림5-6] Hackett의 연관통 패턴

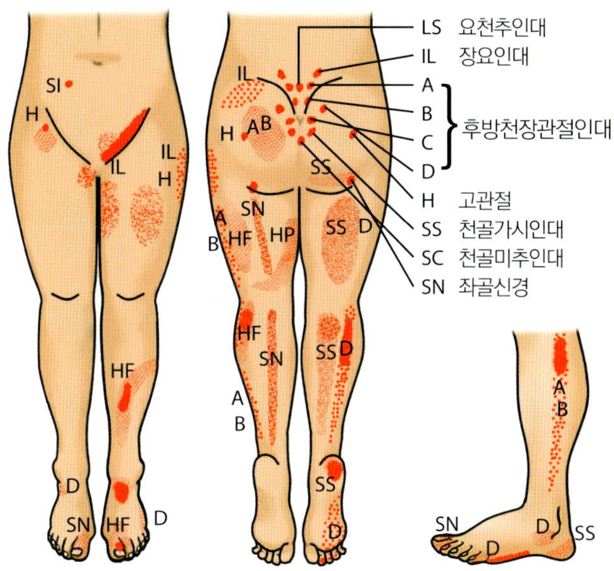

요천골과 골반대의 인대들

3) 힘폐쇄 기능이상

(1) Posterior Oblique Sling(POS) 시스템의 기능이상

LOR+와 ROL+ 천골 비틀림과 같은 골반의 구조적 부정렬 상태에서는 후방회전된 장골에서 우세한 POS 시스템이 작용한다. 천장관절 구조적 퇴행으로 인해 저가동성의 후방회전된 장골은 대둔근의 단축과 구심성 수축으로 인해 근약화를 초래하고, 보상작용으로 햄스트링의 과긴장을 발생시킨다. 골반의 기능적 부정렬에 비해 구조적 부정렬에서는 요추의 불안정상태와 구조적 퇴행이 동반된다. 척추협착증과 같은 요추의 구조적 퇴행은 양측 다열근들의 지방변성과 위축을 발생시키고, 편측 천장관절의 구조적 퇴행으로 인한 구조적 부정렬을 발생시킨다. 그렇기 때문에 골반의 기능적 부정렬에 비해 구조적 부정렬은 양측 다열근들의 위축으로 심화된 양측 요방형근들의 불균형과 생역학적 과부하를 만들고, 흉배근막의 과긴장을 초래한다. 편측 고관절 신전의 기능이상과 요추 안정화 근육들의 불균형은 대측 견관절의 생역학적 과부하를 만들고, 척추협착증에서 비정상적인 교차보행을 발생시킨다.

(2) 천장관절에서 근육 불균형으로 인한 근육의 연관통

천장관절 구조적 퇴행으로 인해 저가동성의 후방회전된 장골은 대둔근의 단축과 구심성 수축으로 인한 근약화를 초래한다. 대둔근은 고관절을 신전시키고 고관절을 외회전시킨다. 대둔근의 약화는 고관절 신전에 대한 보상작용으로 협력근 작용을 하는 햄스트링의 과긴장을 발생시키고, 허벅지로 연관통을 유발하는 발통점을 발생시킨다. 또한 대둔근의 약화는 고관절 외회전 기능을 저하시키고, 이때 고관절 안정화를 위해 고관절 내회전을 하는 대퇴근막장근의 과부하가 발생한다. 대퇴근막장근은 고관절의 안정화를 위해 장경인대를 사이에 놓고 대둔근과 해부학적으로 연결된다. 대퇴근막장근은 구조적으로 근육 자체가 얇으며 기능적으로 고관절 외전작용을 한다. 중둔근과 소둔근은 기능적·구조적으로 대퇴근막장근을 보완하기 위해 작용을 하고, 대퇴근막장근 과부하 시 고관절 안정화를 위해 중둔근과 소둔근은 과긴장과 함께 하지에 연관통을 유발하는 발통점을 발생시킨다.

[그림5-7] 대둔근의 발통점과 연관통

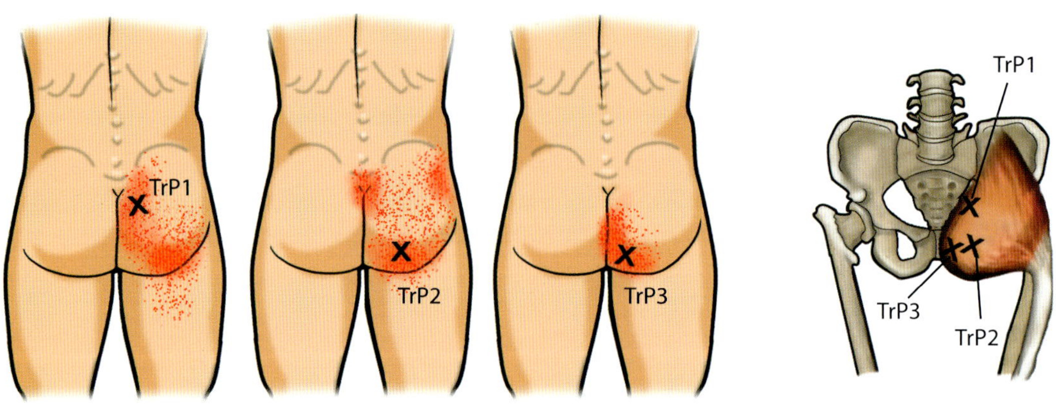

[그림5-8] 햄스트링의 발통점과 연관통

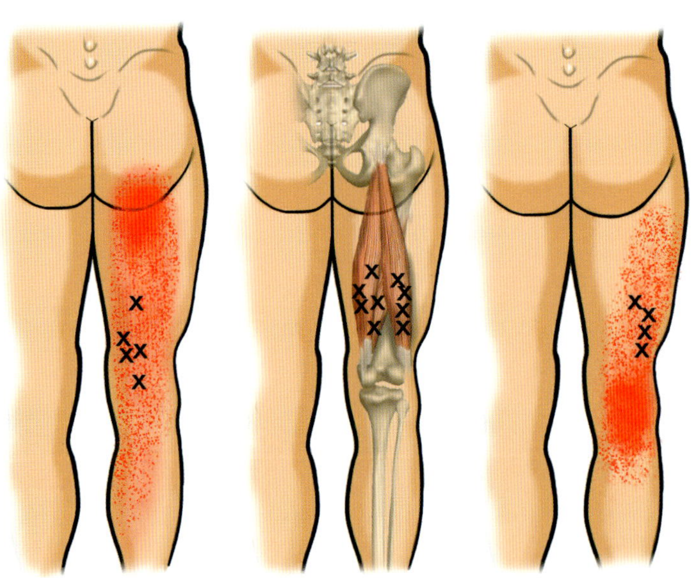

[그림5-9] 중둔근 발통점과 연관통

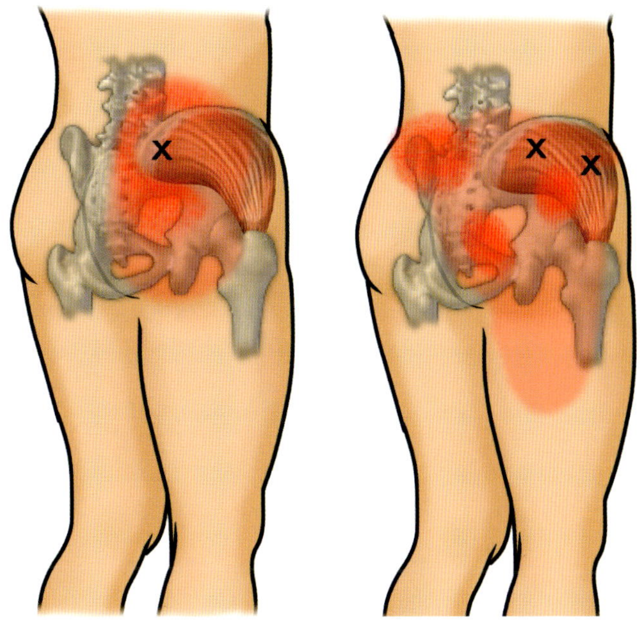

[그림5-10] 대퇴근막장근의 발통점과 연관통

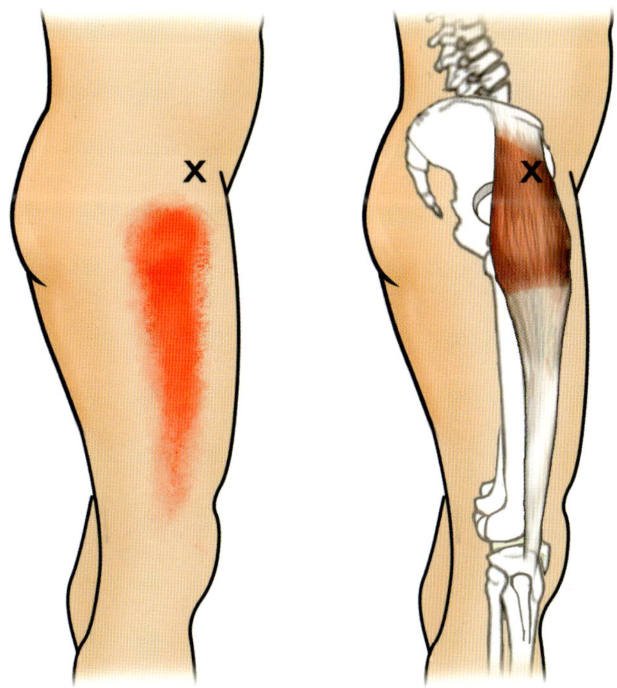

[그림5-11] 소둔근 발통점과 연관통

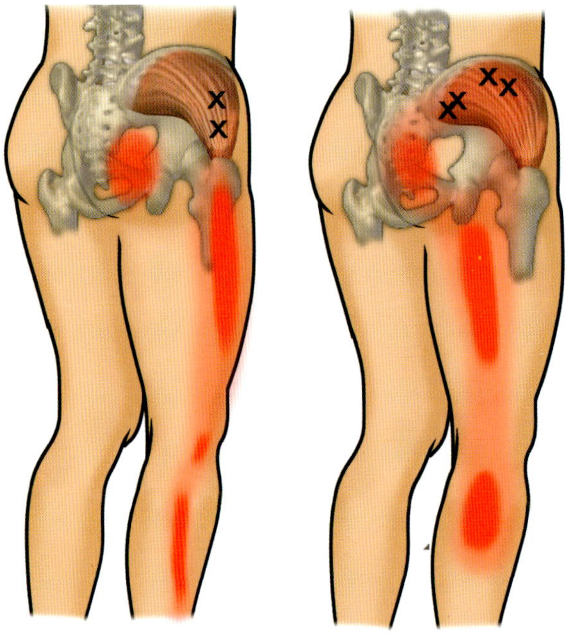

하나 더 가자미근 발통점으로 인한 천장관절부위 연관통의 생역학적 이해

[그림5-12] 가자미근의 발통점과 연관통

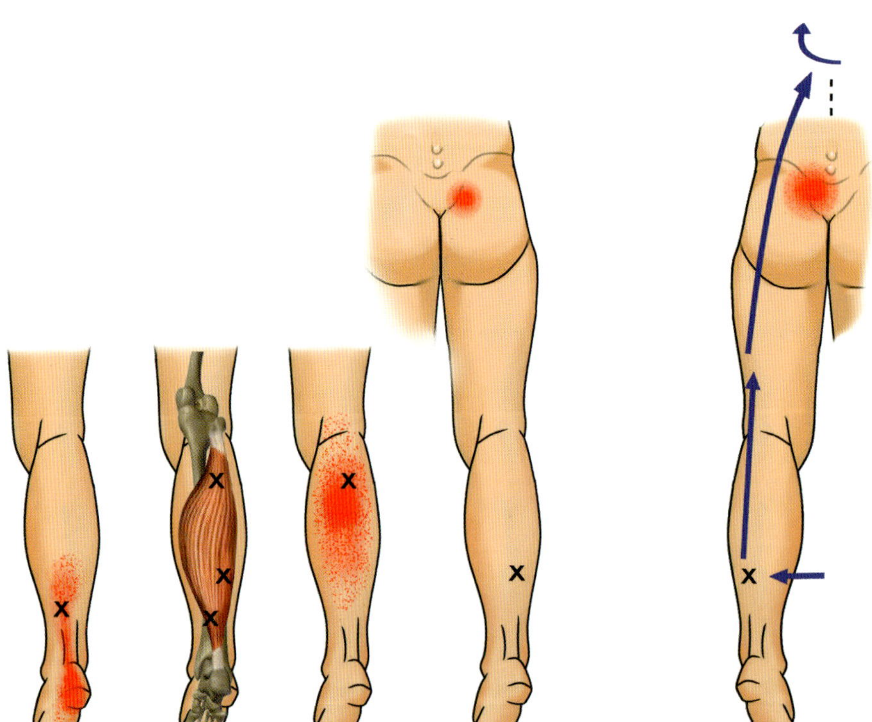

가자미근 발통점은 동측 천장관절 부위에서 연관통을 발생시키고, 이는 요추 5번과 천추 1번의 피부분절 연관통과 영역이 일치한다. 가자미근은 요추 5번과 천추 1번 근분절을 통해 신경지배를 받고, 천장관절은 요추 5번과 천추 1번 골분절을 통해 신경지배를 받는다. 즉, 가자미근의 근분절과 천장관절의 골분절은 체절상 같은 분절의 신경지배를 받고, 천장관절 부위에서 연관통이 발생되는 피부분절 또한 발생학적으로 동일한 분절의 신경지배를 받는다.

가자미근 발통점으로 인한 연관통이 근육 주변뿐만 아니라 근육에서 멀리 떨어진 천장관절에서 통증을 발생시키는 기전은 생역학적 관점으로 설명될 수 있다.

골반의 전방경사는 양측 장골의 전방회전을 발생시키고, 골반내 비틀림은 양측 장골들에서 회전 움직임의 상대적 차이를 발생한다. 또한 발과 발목의 선천적 기형으로 인한 후족부 내반에 대한 보상작용으로 힘폐쇄에서 양발은 평발화 현상에 노출된다. 하지만 관절들에서 구조적 변형이나 병적인 손상 등이 존재한다면 위에 언급한 생역학적 현상들은 변형되어 나타날 수 있다.

LOR 천골 비틀림에서 양측 평발화 현상은 양측 비복근들과 가자미근들의 긴장을 증가시키고, 지속적인 족궁 저하로 인한 생역학적인 과부하는 양측 가자미근들에서 발통점을 발생시킨다.

이러한 상태에서 만약 발통점을 유발하는 좌측 가자미근의 근긴장이 지속되는 경우에는 요추 5번과 천추 1번 분절에서 침해수용성 자극을 발생시킬 수 있고, 상대적으로 저가동된 좌측 천장관절 부위에서 연관통을 발생시킬 수 있다.

LOR 천골 비틀림은 상대적으로 우측 장골의 전방회전과 좌측 장골의 후방회전이 나타나지만, 골반의 전방경사로 인해 양측 장골들은 전방회전되어 있다. 양측 장골들의 전방회전을 보이는 정적 움직임에서 우측 장골의 전방회전은 전방회전에 대한 천장관절의 과가동을 의미하고, 좌측 장골의 후방회전은 전방회전에 대한 상대적인 천장관절의 저가동을 의미할 수 있다.

좌측 천장관절의 저가동성으로 인한 생역학적 움직임은 요추 5번과 1번 분절에서 비정상적인 역학수용성 자극과 고유수용성 자극을 발생시킬 수 있다. 이러한 저가동된 좌측 천장관절의 생역학적 움직임은 좌측 천장관절에서 국소 통증을 발생시키고, 이에 대한 보상작용으로 저가동된 좌측 천장관절 주위 근육의 보호적 근육 경계현상을 발생시킨다. 보호적 근육경계현상은 좌측 천장관절의 저가동을 더욱 심화시키고, 관절의 가동성 제한으로 인한 좌측 천장관절의 구조적 퇴행을 발생시킨다.

LOR 천골 비틀림에서 좌측 천장관절은 좌측 가자미근의 과긴장과 좌측 천장관절의 생역학적 과부하로 인해 저가동이 유발된다. 그리고 보호적 근육 경계현상으로 인한 좌측 천장관절의 저가동은 좌측 천장관절의 구조적 퇴행을 발생시킨다. LOR 천골 비틀림에서 좌측 천장관절의 구조적 저가동은 골반의 기능적 퇴행을 진행시키고, 좌측 천장관절의 구조적 부정렬을 발생시켜 골반은 기능적 부정렬을 의미하는 LOR 천골 비틀림에서 구조적 부정렬을 의미하는 LOR+ 천골 비틀림으로 변하게 된다.

앞서 알아보았던 Andry Vleeming & Diane Lee이 바라보는 천장관절의 안정성과 기능이상에 대한 관점과 Dr.Cho's concepts의 차이점은 아래와 같다.

[표5-1] 천장관절의 안정성과 기능이상에 대한 관점의 차이

Andry Vleeming & Diane Lee	Dr.Cho's concepts
천장관절의 안정성은 아래의 4가지 조건이 갖추어질 때 확보되며, 이때 상하지의 교차운동이나 단일 운동이 정상적 움직임을 나타낸다. 1. 형태폐쇄(Form Closure) 정적 안정화, 구조적 안정성 2. 힘폐쇄((Force Closure) 동적 안정화, 기능적 안정성 3. 운동조절능력 허리나 고관절을 통한 힘의 부하가 천장관절에 전달되기 전에 코어근육들의 공동활성화 4. 안정적 감정상태	Andry Vleeming & Diane Lee의 4가지 개념이 천장관절의 안정성을 유지하는 데 중요하다는 점은 동일하지만, 1. 골반의 기능적 퇴행 상태를 기능적 부정렬과 구조적 부정렬로 나누어 각 상태에 따라 달리 나타나는 천장관절의 기능 이상에 대하여 생역학적 기전에 따라 설명 2. 천장관절의 구조적 부정렬 개념의 도입으로 천장관절 저가동성으로 인한 인대의 과민증으로 인한 형태폐쇄 기능이상, 천장관절에서 근육불균형으로 인한 근육의 연관통에 대하여 설명함

연관통(Referred pain)이란?

연관통은 유해 자극이 있는 부위가 아닌 다른 위치에서 통증을 인지하는 대뇌피질의 착각현상을 말한다. 연관통을 유발하는 침해수용성 신경원과 대뇌의 착각현상으로 통증을 인지한 부위의 감각신경원은 동일한 척수분절의 후각에서 척수시상로를 통해 주행하는 이차신경원에 연접하게 된다.

연관통에서 척수분절의 후각으로 들어오는 감각신경원들은 발생학적으로 공통적 기원을 함께하며, 근축중배엽에서 체절(Somite)로 진행되면서 피부분절(Dermatome), 근분절(Myotome), 골분절(Sclerotome)으로 분화된다. 이러한 피부분절, 근분절, 골분절은 신경학적으로 동일한 척수 분절의 지배를 받더라도 그 기능과 영역을 달리한다. 그렇기 때문에 발생학적으로 동일한 척수 분절을 공유하더라도 연관통은 피부분절에서 느끼는 통증(영역, 범위, 심한 정도)과 골분절에서 느끼는 통증(영역, 범위, 심한 정도)의 차이가 발생된다.

[그림5-13] 피부분절의 연관통 패턴

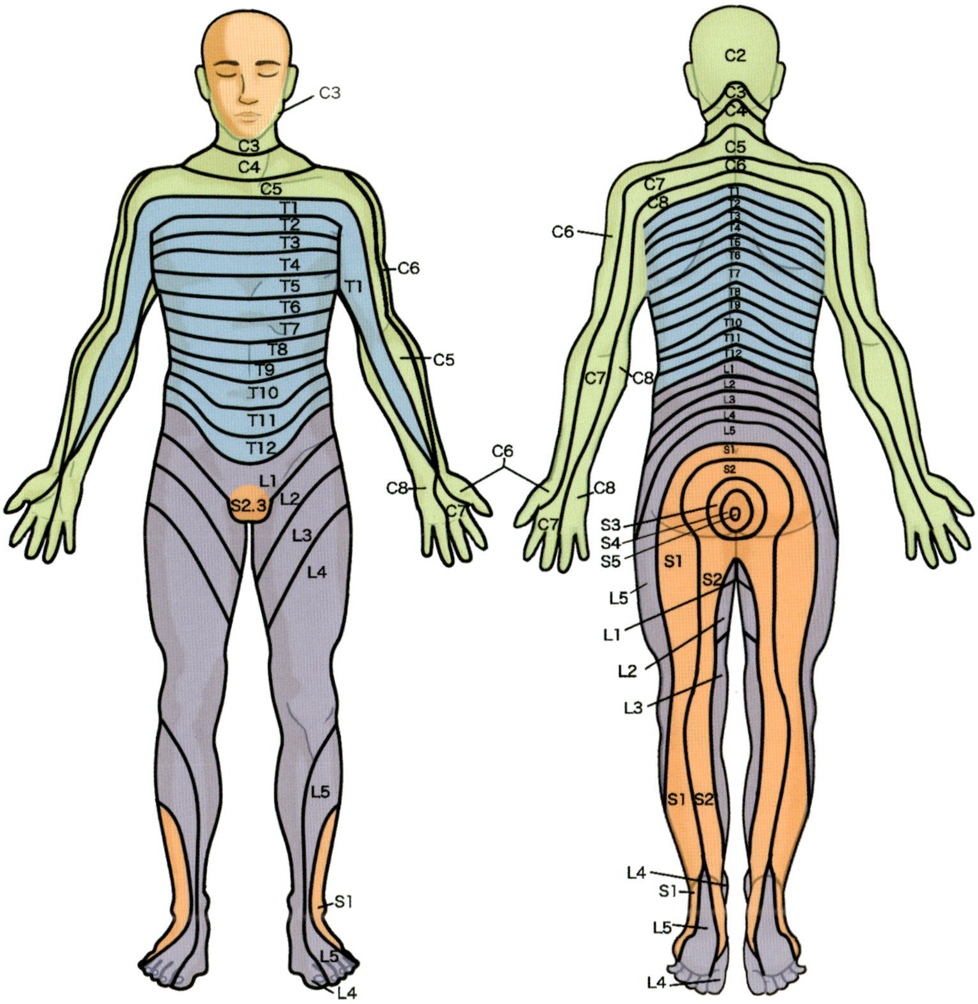

연관통의 범위나 크기는 진행하거나 발생한 통증의 심한 정도와 지속시간에 따라 달라진다. 연관통을 유발하는 유해 자극의 시간에 따라, 자극의 빈도에 따라 통증의 범위와 강도는 변화할 수 있다.

근육성 연관통은 다양한 범위나 크기의 연관통을 가지고 있으며, 통증을 유발하는 관절이나 근육(막)의 시간에 따른 부하에 따라 통증을 느끼는 범위가 달라지고, 통증 확장의 방향성은 근위부에서 원위부를 향해 진행한다.

Ⅵ.
LPHC에서 기능적 퇴행과 이학적 검사

1. 기능적 페이버 검사와 스톡 검사에 따른 천골 비틀림 진단

1) 구조적 페이버 검사와 기능적 페이버 검사의 의의

[그림6-1] 기능적 페이버 검사

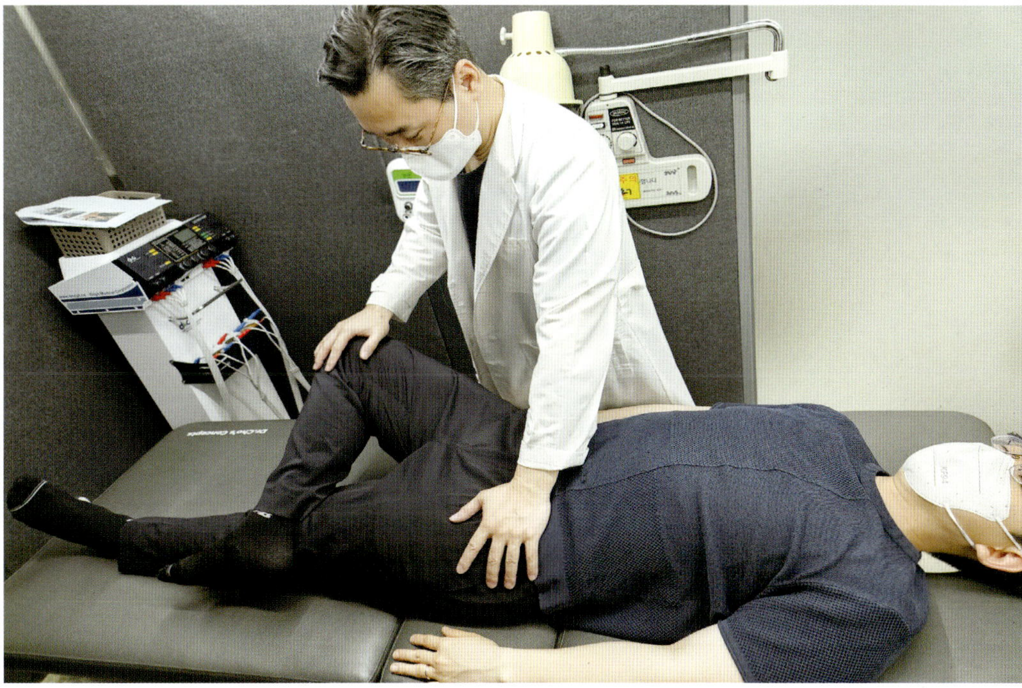

페이버 검사의 'FABER'는 Flexion, ABduction, External Rotation의 약자로 말 그대로 고관절을 굴곡, 외전, 그리고 외회전시켜서 스트레스를 가하는 검사이다.

일반적으로 행해지는 구조적 페이버 검사는 고관절이나 천장관절의 이상을 확인하기 위한 검사이고, 생역학적 진단을 위한 기능적 페이버 검사는 상대적인 양측 장골들의 회전방향을 평가하여 천골 비틀림을 확인하기 위한 검사이다.

(1) 구조적 페이버 검사

구조적 페이버 검사는 편측 고관절의 굴곡, 외회전 그리고 외전을 동반한 복합 움직임을 통해 고관절의 가동성 제한과 통증을 평가하고, 고관절의 가동으로 천장관절의 통증을 유발하는지에 대해 평가한다. 일반적인 천장관절 기능이상의 스크린 검사는 구조적 페이버 검사에서 고관절의 외회전을 증가시키고, 이러한 움직임을 통해 가동성이 제한된 천장관절에 직접적으로 자극을 주는 것이다.

(2) 기능적 페이버 검사

기능적 페이버 검사는 양측 고관절들의 복합 움직임을 통해 고관절들의 외회전 가동성의 차이를 평가하고, 양측 고관절들의 내회전의 차이를 통해 간접적으로 양측 장골들의 회전방향을 평가한다. 골반내 비틀림에서 양측 장골은 편측 전방회전과 반대측 후방회전의 회전방향을 가지기 때문에, 기능적 페이버 검사에서 고관절의 내회전을 의미하는 고관절의 외회전 가동성 제한은 생역학적으로 장골의 전방회전을 의미하고, 상대적으로 고관절의 외회전 가동성 증가는 장골의 후방회전을 의미한다. 기능적 페이버 검사를 통한 골반내 비틀림은 요추의 안정상태와 불안정상태에 따라 천골 비틀림을 평가하고, 양측 평발화 현상을 동반한 골반의 전방경사를 전제로 요추–골반–고관절 복합체의 기능적 움직임을 평가한다.

[그림6-2] 우측 페이버 검사 시 고관절 외회전 제한

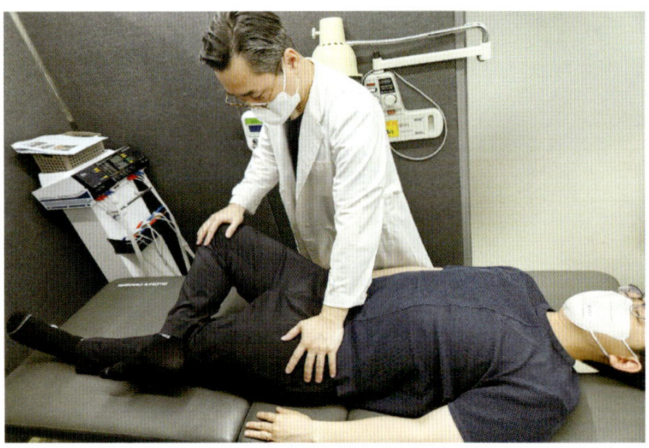
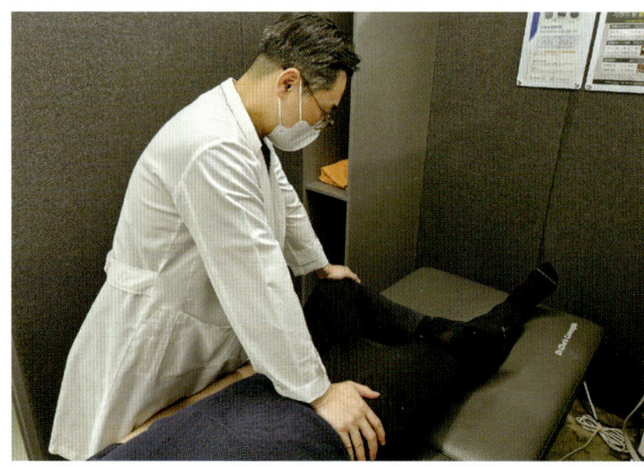

좌측 페이버 검사 시 우측에 비하여 고관절 외회전이 더 잘된다. 이 경우 우측 페이버 양성, 좌측 페이버 음성이다.

[표6-1] 구조적 페이버 검사와 기능적 페이버 검사의 의의와 차이점

구조적 페이버 검사	기능적 페이버 검사
① hip joint problems ➡ 고관절의 직접적 자극을 통하여 가동성 제한과 통증을 평가 ② SI joint problems ➡ 고관절 가동으로 천장관절의 자극을 주어 나타나는 천장관절의 통증을 평가 ⇨ 구조적 접근법	① Intra–pelvic torsion ➡ 양측 고관절의 외회전 가동성 차이로 움직임과 기능적으로 연결된 양측 장골들의 상대적인 회전방향을 평가 ② Sacral torsion ➡ 골반내 비틀림과 요추 상태를 고려하여 천골 비틀림 평가 ⇨ 기능적 접근법

2) 구조적 스톡 검사와 기능적 스톡 검사의 의의

스톡 검사의 'Stork'는 황새라는 뜻으로 검사 시 환자의 자세가 황새의 모습과 비슷하여 붙여진 이름이다. 환자를 반듯하게 서게 한 후, 검사자는 환자의 한쪽 손은 편측 PSIS(후상장골극)를 가볍게 잡고 한쪽 손은 천골 중앙부 아래를 가볍게 잡는다. 환자에게 한쪽 무릎을 구부린 채 고관절을

90도까지 들어올리게 한다.

[그림6-3] 기능적 스톡 검사

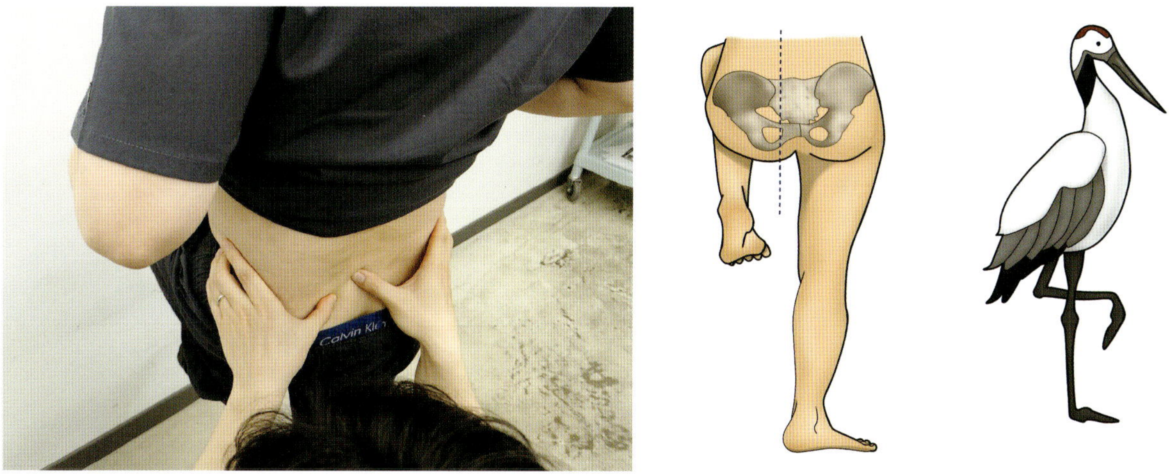

일반적으로 행해지는 구조적 스톡 검사는 편측 천장관절의 과가동성 확인하기 위한 검사이며 생역학적 진단을 위한 기능적 스톡 검사는 상대적인 양측 장골들의 회전방향을 평가하여 천골 비틀림을 확인하고 천장관절의 구조적 부정렬 상태에서의 편측 천장관절의 저가동성을 확인하기 위한 검사이다.

(1) 구조적 스톡 검사

일반적인 구조적 스톡 검사에서 환자가 한쪽의 고관절을 90도까지 올리면, 같은 쪽의 장골은 자연스럽게 후방회전하기 때문에 PSIS에 댄 손의 위치를 비교해봤을 때 들어올린 다리 쪽의 손이 다른 쪽의 손보다 아래로 내려가는 것이 정상이다. 만약 반대로 들어올린 다리의 손이 위로 올라간다면, 편측 천장관절 인대의 laxity로 인한 구조적 불안증으로 인해 생긴 천장관절의 과가동성으로 인하여 장골이 전방회전되었음을 의미한다. 이는 골반의 전방경사가 일반적인 자세이며 양측 장골의 전방회전을 동반하기 때문에 움직임 시 장골의 전방회전의 방향이 기본 움직임이라는 전제하에 더 전방회전된 쪽을 과가동성이 있는 것으로 보았다고 해석해 본다.

(2) 기능적 스톡 검사

기능적 스톡 검사는 천골내 비틀림을 평가하기 위한 검사로, 편측의 장골이 전방회전되면 대측 장골은 후방회전되는 상대적 차이 즉 골반의 기능적 부정렬을 전제로 한다. 즉, 전방회전된 장골의 PSIS에 댄 손의 위치가 올라가면, 후방회전된 장골의 PSIS에 댄 손의 위치는 내려가는 것이다.

이때 골반의 구조적 부정렬이 동반되면 편측 천장관절은 구조적 부정렬에 동반된 인대의 유착으로 인한 저가동성을 가지게 되고, 이 경우 기능적 스톡 검사 시 기능적 부정렬 상태에서 장골이 후방회전되는 것보다 저가동성으로 인하여 더욱 후방회전의 움직임을 가진다.

[표6-2] 기능적 스톡 검사와 구조적 스톡 검사의 의의와 차이점

구조적 스톡 검사	기능적 스톡 검사
① 음성 ➡ 편측 고관절 90도까지 굴곡 시 동측 장골이 후방회전 되므로 PSIS에 댄 손의 위치가 내려감 ➡ 정상적인 천장관절의 상태를 의미 ② 양성 ➡ 고관절 굴곡 시 PSIS에 댄 손의 위치가 올라감 ➡ 천장관절의 불안증으로 인한 과가동성으로 장골이 전방회전되었음을 의미 ⇨ 천장관절의 과가동성을 평가	① 음성 ➡ PSIS에 댄 손의 위치가 내려감 ➡ 고관절 굴곡 시 동측 장골의 후방회전 ➡ 골반의 구조적 부정렬 시 편측 천장관절의 저가동성으로 인하여 장골은 더욱 후방회전됨 ② 양성 ➡ PSIS에 댄 손의 위치가 올라감 ➡ 고관절 굴곡 시 동측 장골의 전방회전 ③ 골반내 비틀림 ➡ 천장관절의 기능적·구조적 부정렬로 인한 골반내 비틀림을 평가 ⇨ 골반의 기능적·구조적 부정렬을 전제로한 천골내 비틀림을 평가

[단, 양측 평발화 현상을 동반한 골반의 전방경사 상태에서 위와 같은 결과가 발생할 수 있다**]**

2. 기능적 페이버 검사와 기능적 스톡 검사를 통한 골반내 비틀림 진단

1) 천장관절의 기능적 부정렬 상태에서

기능적 페이버 검사에서 양성은 고관절 내회전을 의미하고, 음성은 고관절 외회전을 의미한다. 그리고 고관절 내회전은 장골의 전방회전을 발생시키고, 고관절 외회전은 장골의 후방회전을 발생시킨다. 기능적 스톡 검사에서 양성은 PSIS의 상방 이동을 보이고, 장골의 전방회전을 의미한다. 음성은 PSIS의 하방 이동을 보이고, 장골의 후방회전을 의미한다.

즉, 기능적 페이버 검사 양성과 기능적 스톡 검사 양성은 일치하며 이 경우 골반대가 정상적인 생역학적 규칙을 따르는 상태이다. 스톡 검사를 통해 결정된 장골의 회전상태는 페이버 검사를 통해 재확인을 할 수 있다. 하지만 스톡 검사는 술기상 주관적 견해가 개입될 수 있고 검사가 용이하지 않기 때문에 페이버 검사를 먼저 시행하는 것을 추천한다.

LOR 유형의 천골 비틀림에서 기능적 스톡 검사는 우측 양성, 좌측 음성을 보이고 기능적 페이버 검사는 우측 양성, 좌측 음성을 보인다. 통증 양상은 우측 장골의 전방회전과 우측 천장관절면에서 천골 반대고개숙임으로 인한 상대적인 우측 요추와 골반의 불안정으로 우측 허리 또는 우측 좌골신경통 양상의 통증이 나타날 수 있다.

ROL 유형의 천골 비틀림에서 기능적 스톡 검사는 우측 음성, 좌측 양성을 보이고 기능적 페이버 검사는 우측 음성, 좌측 양성을 보인다. 통증 양상은 좌측 장골의 전방회전과 좌측 천장관절면에서 천골 반대고개숙임으로 인한 상대적인 좌측 요추와 골반의 불안정으로 좌측 허리 또는 좌측 좌골신경통 양상의 통증이 나타날 수 있다.

[표6-3] 천장관절의 기능적 부정렬 상태에서 천골 비틀림 진단

	LOR 천골 비틀림	ROL 천골 비틀림
통증양상	우측 허리 또는 우측 좌골신경통 양상의 통증	좌측 허리 또는 좌측 좌골신경통 양상의 통증
기능적 페이버 검사	상대적인 우측 양성, 좌측 음성	상대적인 좌측 양성, 우측 음성
기능적 스톡 검사	우측 양성, 좌측 음성	좌측 양성, 우측 음성

[**단, 양측 평발화 현상을 동반한 골반의 전방경사 상태에서 위와 같은 결과가 발생할 수 있다**]

2) 천장관절의 구조적 부정렬 상태에서

골반의 구조적 부정렬 상태에서 기능적 스톡 검사 음성은 동측 천장관절의 구조적 부정렬로 인한 저가동성으로 인해 후방회전의 움직임을 가지는 것을 앞서 언급하였다.

이러한 골반의 구조적 부정렬 상태에서 기능적 페이버 검사를 하게 되면 편측 천장관절은 구조적 퇴행으로 인한 저가동성으로 현저한 장골의 후방회전을 보이기 때문에 외회전에 강한 저항과 천장관절의 직접적 자극으로 통증이 발생할 수 있다. 그렇기 때문에 이 경우 기능적 페이버 검사에서 장골이 후방회전된 쪽이 천장관절의 구조적 퇴행으로 인해 양성을 보이게 된다. 즉, 기능적 페이버 검사 양성과 기능적 스톡 검사 양성은 일치하지 않으며 골반대의 비정상적 생역학으로 인하여 생역학적 규칙을 따르지 않는다.

천장관절의 기능적 부정렬 상태에서의 페이버 검사 양성은 고관절 내회전으로 인한 장골의 전방회전을 의미하지만, 천장관절의 구조적 부정렬 상태에서의 페이버 검사 양성은 천장관절 퇴행과 구조적 저가동성로 인한 고관절 외회전 움직임 시 통증에 대한 과도한 보호 작용, 즉 통증 및 가동제한을 의미한다.

좌측 천장관절의 구조적 부정렬이 동반된 LOR 유형의 천골 비틀림에서 기능적 스톡 검사는 우측 양성, 좌측 음성을 보이고, 기능적 페이버 검사는 우측 음성, 좌측 양성을 보인다. 기능적 스톡 검사에서 좌측 음성은 장골의 후방회전을 의미하고, 기능적 페이버 검사에서 좌측 양성은 고관절 내회전으로 인한 장골의 전방회전을 의미하기 때문에 스톡 검사의 좌측 음성과 페이버 검사에서 좌측 양성은 생역학적 움직임을 통해 설명할 수 없다. 좌측 천장관절의 구조적 부정렬에서 좌측 기능적 페이버 검사를 할 때 천장관절의 저가동성으로 외회전에 강한 저항과 좌측 천장관절의 직접적 자극으로 인한 통증으로 양성을 보이고, 좌측 기능적 스톡 검사는 천장관절의 저가동성으로 인해 후방회전을 의미하는 음성을 보이는 것이다. 이런 경우의 골반비틀림을 Dr.Cho's concept의 생

역학적 진단과 치료에서는 LOR+로 표기하기로 약속하였다.

[그림6-4] 천장관절의 구조적 부정렬 진단(LOR+)

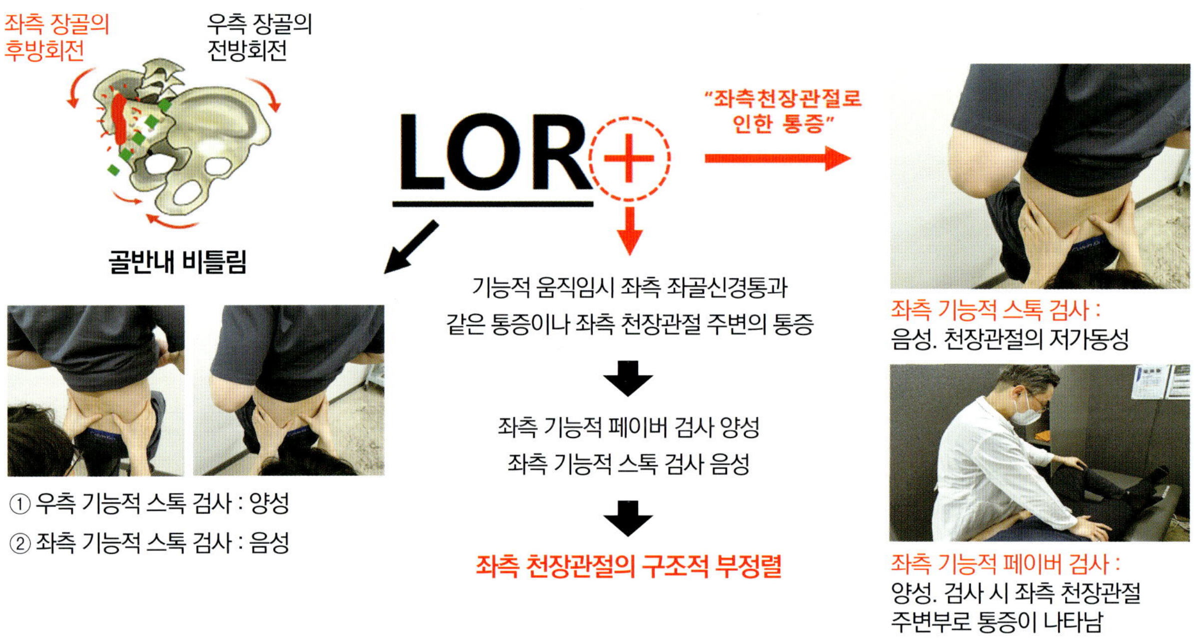

우측 천장관절의 구조적 부정렬이 동반된 ROL 유형의 천골 비틀림에서 기능적 스톡 검사는 좌측 양성, 우측 음성을 보이고 기능적 페이버 검사는 좌측 음성, 우측 양성을 보인다. 이런 경우의 골반비틀림을 Dr.Cho's concept의 생역학적 진단과 치료에서는 ROL+로 표기하기로 약속하였다.

[표6-4] 천장관절의 구조적 부정렬 상태에서 천골 비틀림 진단

	좌측 천장관절의 구조적 부정렬	우측 천장관절의 구조적 부정렬
기능적 페이버 검사	상대적인 우측 음성, 좌측 양성	상대적인 좌측 음성, 우측 양성
기능적 스톡 검사	우측 양성, 좌측 음성	좌측 양성, 우측 음성
천골 비틀림 유형	LOR+	ROL+

[**단, 양측 평발화 현상을 동반한 골반의 전방경사 상태에서 위와 같은 결과가 발생할 수 있다**]

3. 수동적 고관절 굴곡 검사

1) 천장관절의 기능적 부정렬 상태에서

기능적 페이버 검사를 일차적으로 한 후, 기능적 페이버 검사의 기술적인 오류를 줄이고 장골의 전방회전을 재확인하기 위해 수동적 고관절 굴곡 검사를 시행한다.

보행이나 고관절 굴곡의 시작은 골반내 비틀림에 의해서 장골의 전방회전이 발생하지만, 동적이나 정지된 상태에서 고관절을 90도 이상 들어올리면 장골의 후방회전이 발생한다.

그렇기 때문에 반듯하게 누운 자세에서 수동적으로 환자의 한쪽 무릎을 굴곡시킨 후 같은 쪽 고관절까지 굴곡시키면, 고관절의 움직임을 따라 같은 쪽의 장골이 후방회전하게 된다. 만약 장골이 전방회전되어 있다면 검사하는 쪽의 고관절 움직임은 반대쪽보다 상대적으로 제한되고, 이 경우 상대적 양성이다.

수동적 고관절 굴곡 검사는 앙와위에서 고관절의 굴곡을 시행하고, 양측 고관절의 움직임 저항의 정도를 검사한다. 양측 수동적 고관절 굴곡 검사에서 상대적 양성은 생역학적으로 장골의 전방회전을 의미하므로 페이버 검사의 양성 결과를 재확인할 수 있다.

[그림6-5] 수동적 고관절 굴곡 검사

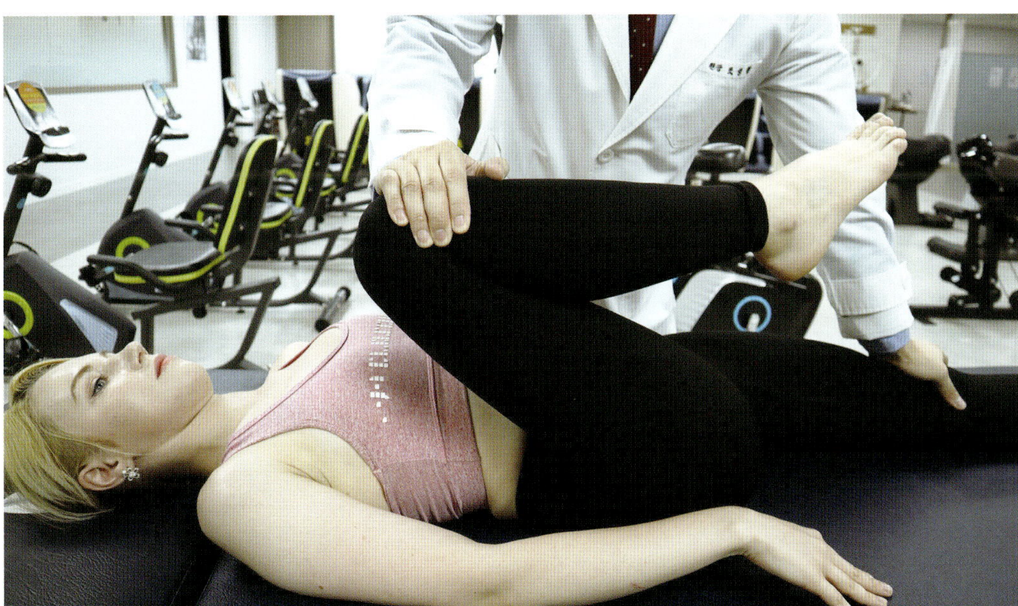

2) 천장관절의 구조적 부정렬 상태에서

천장관절의 기능적 부정렬 상태에서 수동적 고관절 굴곡 검사의 상대적 양성은 생역학적으로 장골의 전방회전을 의미하였다. 임상적으로 천장관절의 구조적 부정렬을 동반한 경우에도 10명 중 7~8명은 수동적 고관절 굴곡 검사 시 장골의 전방회전된 쪽의 고관절의 움직임이 상대적으로 제한되었다. 단, 아래와 같은 상황에서는 검사 결과가 모호하거나 장골이 후방회전된 쪽에서 상대적 고관절 제한이 나타나기도 하였다.

- 허리에서 기인한 통증이 심한 경우
- 환자의 옷이 꽉 끼거나 불편한 경우
- 고관절 충돌증후군과 같은 구조적 변형이 있는 경우

4. 고관절 신전 활성화 검사

1) 천장관절의 기능적 부정렬 상태에서

복와위에서 고관절 신전은 대둔근, 햄스트링, 척추기립근 순서로 근육의 수축이 활성화된다. 하지만 고관절의 기능이상은 고관절의 움직임의 축을 전방으로 활주시키고, 고관절 신전 시에 대둔근의 정상적 작용보다는 햄스트링의 과활성화를 발생시킨다. 장골의 과도한 전방회전은 대둔근의 장력성 긴장 및 고관절 기능이상을 일으켜 고관절 신전 시 지연성 수축이 발생하고, 협력근으로 작용하는 햄스트링의 과부하와 함께 안정근으로 작용하는 척추기립근의 과긴장을 유발한다. 즉 양측 고관절 신전 활성화 검사에서 상대적 양성은 생역학적으로 장골의 전방회전을 의미하고, 페이버 검사의 양성 결과를 재확인할 수 있다.

[그림6-6] 정상적인 고관절 신전 활성화 패턴 순서

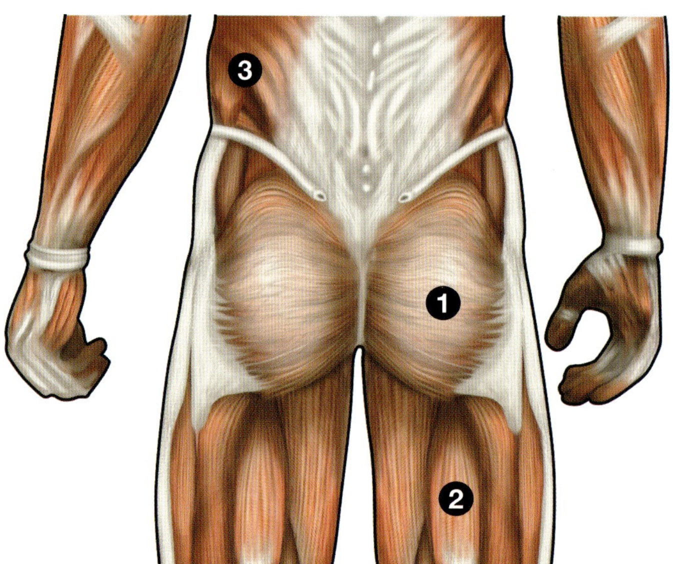

고관절 신전 시 ①대둔근, ②햄스트링, ③척추기립근 순서로 활성화된다.

[그림6-7] 고관절 신전 활성화 검사

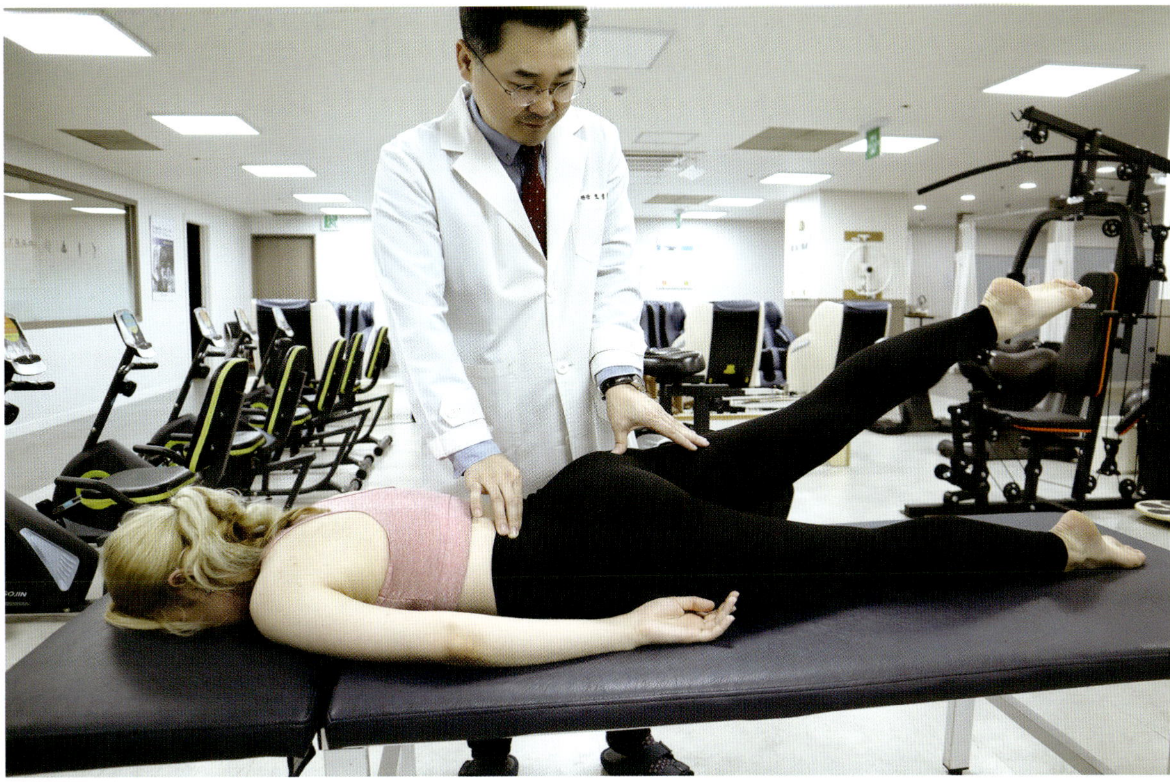

양측 평발화 현상을 동반한 골반내 비틀림에서 천장관절의 기능적 부정렬 상태인 경우 전방회전된 장골은 양측 페이버 검사, 수동적 고관절 굴곡 검사, 고관절 신전 활성화 검사를 통해 상대적 양성을 보이는 쪽이고, 상대적 음성을 보이는 쪽은 장골의 후방회전을 의미한다. 이러한 검사들을 통해 골반내 비틀림에서 장골의 회전상태를 간접적으로 진단하고, 천골 비틀림의 유형을 유추할 수 있다.

천장관절의 구조적 부정렬 상태에서 고관절 신전 활성화 검사는 임상에서 특정 경향성을 파악하기 어려워 시행되고 있지 않다.

5. 퇴행성 신경뿌리병증의 이학적 검사

1) 요추에서 통증유발 검사: 복와위에서 요추 측굴을 동반한 편위교정

경추 신경뿌리병증은 스퍼링 검사에서 경추의 회전, 측굴, 신전 움직임을 통해 방사통이 유발되지만, 요추에서는 경추처럼 직접적으로 추간공을 좁혀서 신경뿌리를 압박시키기 어렵다. 요추는 구조적으로 주변에 내장기를 포함하고 이를 안정화시키기 위한 코어근육들을 형성하고, 기능적으로 경추와 같은 회전 움직임을 갖지 않는다.

복와위에서 요추의 측굴을 동반한 편위교정은 신경뿌리의 압박을 효과적으로 확인할 수 있다. 코어근육들의 긴장을 최대한 줄이기 위해 편위된 요추를 시술자가 안정화하고, 추간공을 좁혀 신경뿌리를 압박하기 위해 환자의 요추를 측굴시킨다. 이후 허리의 후방굴곡은 신경공을 더욱 좁게 만들고, 요추-골반-고관절 복합체의 기능적 움직임을 통해 좌골신경통을 유발한다.

Dr.Cho's concept에서 편위교정은 편위가 되어 있는 요추와 골반의 생역학적 균형을 맞추기 위한 치료법으로도 사용되어 왔다. 6장에서는 편위교정을 통증유발 검사로서 사용하는 원리와 방법에 대해 알아보고 8장에서는 치료 기법으로서 사용하는 원리와 방법에 대해 알아보겠다.

2) 편위교정을 통한 연관통과 방사통의 진단

LOR+의 천골 비틀림을 동반한 편측 척추협착증은 좌측에서 좌골신경통 양상의 통증이 나타날 수 있다. 좌골신경통의 원인이 신경뿌리에 의한 방사통인지 연부조직들에 의한 연관통인지를 구분하기 위해 복와위에서 요추의 측굴을 동반한 편위교정을 시행할 수 있다. 검사 방법은 아래와 같다.

[그림6-8] 요추 좌측굴을 동반한 편위교정 검사

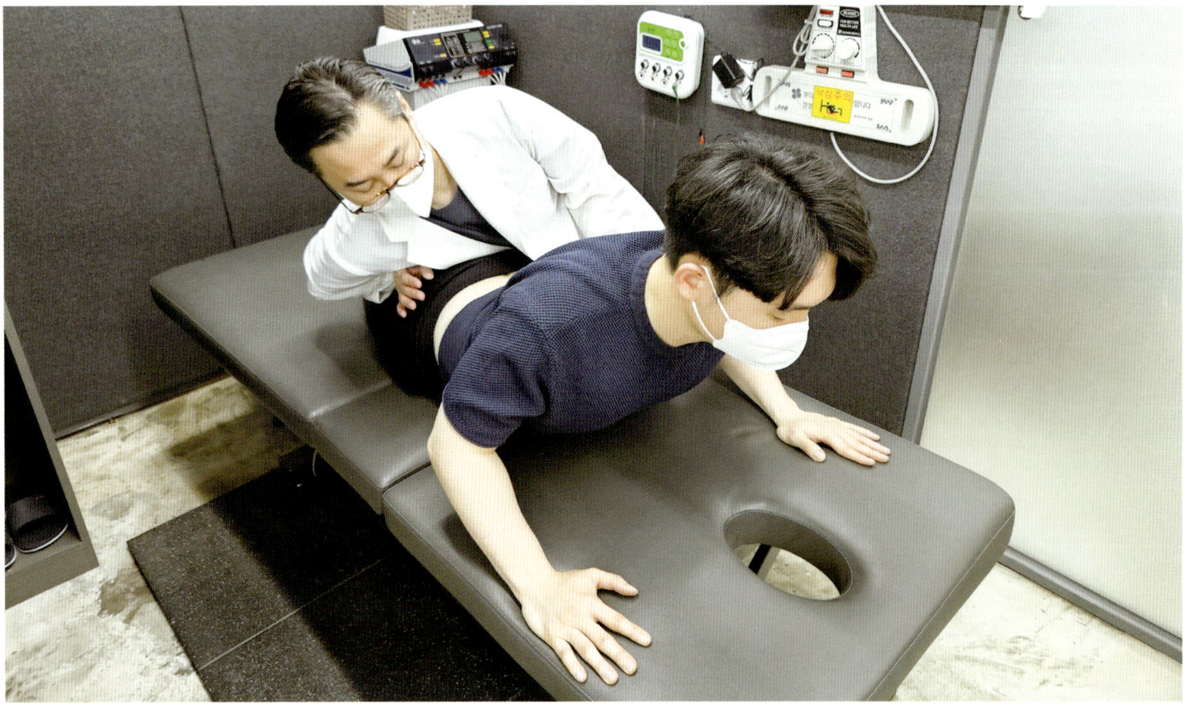

첫 번째, 시술자는 환자의 앙와위 기준 우측에 서고, 환자는 복와위로 눕는다.

두 번째, 치료자는 양다리를 환자의 복와위 기준 좌측으로 밀어 허리의 좌측굴 상태를 유지하게 한다. 요추의 좌측굴을 통해 좌측 추간공을 좁게 만들어 좌측 신경뿌리의 주행로를 좁히는 것이다.

세 번째, 코어근육의 개입을 최소화하기 위해 시술자는 좌측 늑골과 우측 골반을 잡아 우측에서 좌측으로 편위된 요추를 안정화시킨다.

네 번째, 환자는 허리 후방굴곡으로 요추의 신전을 통해 좌측 추간공을 더욱 좁게 만든다. 이때 좌측 엉덩이나 하지로 방사통이 나타나는지를 확인한다.

만약 복와위에서 요추의 좌측굴을 동반한 편위교정이 좌측 엉덩이나 하지로 방사통을 유발하지 않았다면, 좌골신경통의 원인은 신경뿌리 압박으로 인한 방사통이 아니라 좌측 천장관절의 구조적 부정렬에 의한 연부조직들의 연관통을 의미한다. 그리고 LOR+천골 비틀림을 동반한 천장관절의 구조적 부정렬로 진단을 한다.

복와위에서 요추의 좌측굴을 동반한 편위교정이 좌측 엉덩이나 하지로 방사통을 유발하였다면, 좌골신경통의 원인이 신경뿌리의 압박을 의미한다. 그리고 복와위에서 요추의 우측굴을 동반한 편위교정을 통해 좌측 추간공을 넓혀서 방사통의 소실을 확인한다. 방사통이 소실되었다면, rLOR+ 천골 비틀림을 동반한 편측 척추협착증으로 진단을 한다.

rLOR+ 천골 비틀림에서 r은 reversed의 약자를 의미하고, 요추의 우측굴을 통해 좌측 좌골신경통이 소실된 것을 의미한다. reversed의 개념은 8장에서 좀더 자세히 다루도록 하겠다. +는 좌측 천장관절의 구조적 부정렬을 의미하고 rLOR+는 좌측 신경뿌리의 방사통뿐만 아니라 좌측 천장관절 주변 연부조직들의 연관통을 의미한다. LOR은 불안정상태로 우측에서 좌측으로 편위된 요추를 동반한 천골 비틀림을 의미한다.

6. Dr.Cho's concept에서 10가지 천골 비틀림과 이학적 검사

'(Ⅳ-4)천골 비틀림의 생역학적 분류'(66쪽)에서 Dr.Cho's 천골 비틀림은 기존의 osteopathy에서 다루었던 LOL, ROR, LOR, ROL 4가지 유형 이외에 rROL, rLOR, ROL+, LOR+, rROL+, rLOR+ 6가지 유형이 더하여져 총 10가지 천골 비틀림 유형이 있음을 소개하였다.

천골 비틀림의 유형은 요추의 환경(안정상태와 불안정상태), 천장관절면의 환경(요추와 골반의 기능적 퇴행으로 인한 천장관절의 구조적 부정렬 유무)와 편위교정의 작용으로 결정된다.

이러한 결정요인들에 대한 이해를 바탕으로 Dr.Cho's 10가지 천골 비틀림과 이학적 검사 결과를 정리하면 아래 표와 같다. 검사상 양성인 쪽의 방향을 표기하였다.

[표6-5] 일반적인 천골 비틀림의 생역학적 진단을 위한 이학적 검사

	LOL	ROR	LOR	ROL
기능적 페이버 검사 양성	우측	좌측	우측	좌측
기능적 스톡 검사 양성	우측	좌측	우측	좌측
수동적 고관절 굴곡 검사 양성	우측	좌측	우측	좌측
고관절 신전 활성화 검사 양성	우측	좌측	우측	좌측

[**단, 양측 평발화 현상을 동반한 골반의 전방경사 상태에서 위와 같은 결과가 발생할 수 있다**]

[표6-6] 확장된 천골 비틀림의 생역학적 진단을 위한 이학적 검사

	LOR+	ROL+	rLOR+	rROL+	rLOR	rROL
기능적 페이버 검사 양성	좌측	우측	좌측	우측	우측	좌측
기능적 스톡 검사 양성	우측	좌측	우측	좌측	우측	좌측
수동적 고관절 굴곡 검사 양성	우측	좌측	우측	좌측	우측	좌측
고관절 신전 활성화 검사 양성	-	-	-	-	우측	좌측
허리편위교정 검사 양성	좌측굴 시 통증감소	우측굴 시 통증감소	우측굴 시 통증감소	좌측굴 시 통증감소	우측굴 시 통증감소	좌측굴 시 통증감소

[**단, 양측 평발화 현상을 동반한 골반의 전방경사 상태에서 위와 같은 결과가 발생할 수 있다**]

Ⅶ.
천장관절의 구조적 부정렬과 척추관협착증의 연관성

1. 척추관협착증의 증상과 원인

앞서 1장에서 척추관협착증은 기계적 압박으로 인한 신경증상을 만들고, 신경뿌리의 압박된 부위에 따라 신경원인성 간헐적 파행증과 신경뿌리병증으로 인한 방사통을 유발하는 것을 알아보았다. 척추관 중앙부에서 경막강의 기계적 압박으로 신경원인성 간헐적 파행증이 발생하면 보행 시 다리 힘이 빠지고, 저림 등을 동반한 감각이상과 양 종아리가 터질듯한 증상과 함께 무거운 느낌이 발생한다. 퇴행성 구조적 변화들로 인해 신경공과 주변에서 신경뿌리의 기계적 압박이 발생하면 움직임의 유무와 관계없이 허리에서 엉덩이 및 하지로 방사통이 발생한다. 편측 척추관협착증으로 인한 요추 신경뿌리병증은 디스크 탈출과 같은 급성기 좌골신경통과 다르게 신경차단으로 인한 신경학적 결손증상을 보이지 않는 경우가 상대적으로 많지만 신경뿌리의 껍질이나 경막소매를 자극하면 엉덩이와 하지를 타고 내려가는 극심한 염증성 통증을 발생시킨다.

하나 더~! 편측 척추관협착증으로 인한 요추 신경뿌리병증

[그림7-1] 편측 척추관 협착증으로 인한 신경뿌리의 압박

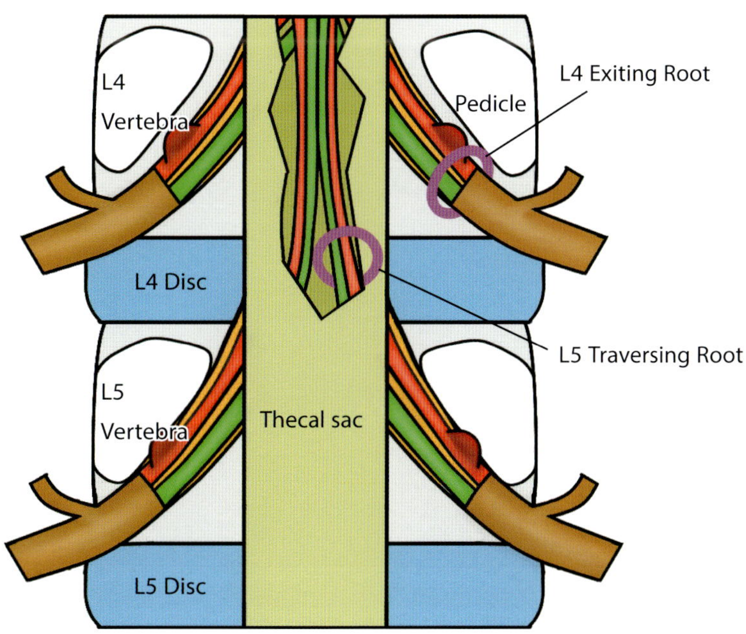

편측 외측부 척추관에서 신경뿌리의 기계적 압박은 마미신경을 구성하는 신경뿌리를 감싸는 경막껍질(Dural sheath)을 자극시키고, 방사통을 발생시킨다. 방사통은 신경공의 입구와 출구에서 경막껍질이나 경막소매(Dural sleeve) 자극을 통해 나타나는 분절성 통증(Segmental pain)이다. 그리고 신경뿌리의 압박이 좀더 심할 때 방사통이 사라진 후 실질조직(Parenchyma)의 자극으로 인해 움직일 때 침범된 신경의 주행로를 따라 바늘로

쑤시는 통증(Pins and needle)과 같은 감각이상(Paresthesia)이 발생한다. 신경뿌리의 지속적인 압박에 노출이 되면 신경의 결손은 감각신경과 운동신경 증상을 발생시킨다. 침범된 신경뿌리를 따라 감각신경 증상은 통증 이후 피부의 무통과 함께 멍멍함(Numbness)을 발생시킨다. 신경증상은 Pain, Paresthesia, numbness가 순차적으로 발생된다. 운동신경 증상은 근약화와 함께 심부건 반사 저하, 불수의적 근육의 수축과 이완이 반복하는 fasciculation(다발성근섬유수축)을 발생시킨다. 근육위축으로 인해 근섬유들이 감소하기 때문에 근섬유들에 대한 신경지배의 부족을 보상하기 위해 근섬유들에 대한 운동신경원의 수용체들이 증가함으로써 다발성 수축이 발생한다.

하나 더~! 말초 감작(Peripheral sensitization)과 중추 감작(Central sensitization)

말초 감작은 반복적인 외부 자극에 대해 말초에서 감각신경 섬유의 역치 감소와 증가된 반응을 의미하며, 이러한 증가된 반응은 일차 통각과민이라고 불리는 자극 의존적인 강화된 통증으로 나타난다. 말초 감작은 자극 의존적인 통증으로 말초신경 손상, 조직 손상 및 염증 후에 발생한다. 그리고 조직 손상 또는 염증 부위에서 방출되는 히스타민, 브라디키닌, 세로토닌, 산과 같은 화학 매개체는 침해수용기 말단의 수용체를 자극하고, 이온채널들에서 수용체를 증가시키는 단백질 효소 캐스케이드를 활성화시킨다. 이온채널과 Na+에 반응하는 통각채널에 대한 세포막의 수용체 증가로 인해 침해수용기 말단은 화학적 매개체에 더 민감해지고, 이온들이 침해수용기 말단의 세포막 안으로 유입되면 활동전위를 자극하고 통증을 발생시킨다. 조직 손상으로 인해 염증이 있을 때 신경성장인자(Nerve growth factor)가 발생하고, 구심성 감각신경원의 세포체인 등쪽신경절(Dorsal Root Ganglion; DRG)로 전달된다. 등쪽신경절은 단백질채널과 침해수용기 말단으로 신호를 전달하고, 많은 양의 화학적 매개체에 반응하는 수용체의 자극은 통각을 더 발생시킨다. 말초 감작은 침해수용기 말단에서 신경전달물질의 유입증가와 척수 말단에서 신경전달물질의 방출을 증가시키고, 말초 감각신경원의 활성화를 통해 신경원인성 염증과 통각을 악화시킨다. 중추신경계에서 일어나는 유사한 감작 현상을 중추 감작이라고 하며, 이는 초기에 말초 감작에 의해 유발될 수 있지만 반드시 말초 감작에서 중추 감작으로 진행되지는 않는다.

중추 감작은 중추신경계의 통각수용기의 반응성이 정상 또는 역치 미만의 구심성 자극에 대해 증가한 것으로 정의된다. 중추감작에서 통각수용기의 반응성 증가는 ①자극에 대한 과민성, ②유해하지 않은 자극에 대한 반응성, ③외상부위 바깥까지 확장된 통각수용 영역에서 유발되는 통증 반응의 증가를 초래한다. 통각수용기의 반복 또는 지속적 자극은 중추신경계인 척수후각에서 구심성 신경신호의 변화, 왜곡, 증폭을 발생시키고 이질통, 일차성 통각과민, 이차성 통각과민과 같은 증상을 유발한다.

중추 감작에서 신경 가소성은 환경자극에 대한 세포 변화의 구조적·기능적 변화로 인해 막 흥분성과 시냅스 효율성의 증가를 함께 발생한다. 신경 가소성은 확장된 통각 수용영역으로 인해 통각에 대한 역치 미만의 추가 시냅스 입력을 동원하고 통각에 대한 출력을 증가한다. 그렇기 때문에 척수후각에서 세포의 반응과정은 세포막의 흥분성 증가, 시냅스 효율성 증가로 인한 촉진, 탈억제를 통해 중추 감작을 발생시킨다.

반복적인 비슷한 유해자극은 척수 후각에서 점진적 증폭현상을 발생시키고, 글루타메이트와 Substance P의 지속적 분비를 통한 세포막의 탈분극을 유발하고 NMDA 수용체를 활성화시킨다. 이러한 과정은 시냅스의 효능을 빠르게 향상시키고, 척수후각 신경세포 내 칼슘이온의 유입으로 세포내 경로를 활성화하고 중추신경계의 민감성을 유지한다. 또한 세포막의 변화로 인해 시냅스 흥분의 역치가 감소하기 때문에 정상에서는 반응을 하지 않는 유해자극이 척수의 시냅스에서 활성화되고, 척수후각 주변에서 통각 입력에 대한 수용 범위를 확장하면서 비유해성 자극에 대해서도 광범위하게 신경의 활성반응을 발생시킨다.

중추 감작은 내인성 통증 조절 시스템에서 하행성 통증억제경로의 이상과 통증촉진경로의 활성으로 인해 발생할 수 있다. 뇌간에는 통증 억제와 촉진 중추가 존재하고, GABA와 같은 억제성 신경전달물질의 감소와 억제경로의 손상으로 인해 중추 감작을 유발한다. 또한 촉진 경로는 전뇌로부터 영향을 받고, 스트레스, 주의력, 긴장 등에 영향을 받아 인지감정감작을 발생시키기 때문에 인식, 감정, 주의력, 동기 등은 중추 감작을 유발하는 임상적 통증경험에 영향을 미친다.

2. 천장관절의 구조적 부정렬의 증상과 원인

앞서 5장에서 천장관절의 구조적 부정렬 상태에서의 기능이상에 대하여 알아보았다. 요추의 불안정상태에서 구조적 부정렬과 구조적 변형은 천장관절의 기능적 퇴행을 동반한 천골 비틀림을 발생시키고, 기능적 움직임을 저해하는 양측 또는 편측 천장관절의 구조적 퇴행을 발생시킨다.

천장관절의 저가동성으로 인한 인대의 유착이 생기고 보행과 같은 동적 움직임에서 저가동된 천장관절은 관절의 마찰로 인해 인대를 더욱 과민하게 만들고 인대들의 발통점을 유발하여 연관통을 발생시킨다. 저가동성의 후방회전된 장골은 대둔근의 단축과 구심성 수축으로 인해 근약화를 초래한다. 고관절 신전과 외회전 작용을 하는 대둔근의 약화는 고관절 신전에 대한 보상작용으로 협력근 작용을 하는 햄스트링의 과긴장을 발생시키고, 허벅지로 연관통을 유발하는 발통점을 발생시킨다. 또한 고관절 안정화를 위해 고관절 내회전을 하는 대퇴근막장근의 과부하를 발생시킨다. 대퇴근막장근은 고관절의 안정화를 위해 장경인대를 사이에 놓고 대둔근과 해부학적으로 연결된다. 대퇴근막장근은 구조적으로 근육 자체가 얇고 기능적으로 고관절 외전작용을 한다. 중둔근과 소둔근은 기능적·구조적으로 대퇴근막장근을 보완하기 위해 작용을 하고, 고관절 안정화를 위해 중둔근과 소둔근의 과긴장과 함께 하지에 연관통을 유발하는 발통점을 발생시킨다. 그리고 지속적인 족궁 저하로 인한 생역학적인 과부하는 양측 가자미근들에서 발통점을 발생시키는데, 발통점을 유발하는 편측 가자미근의 지속적인 근긴장은 요추 5번과 천추 1번 분절에서 침해수용성 자극을 발생시킬 수 있고, 상대적으로 저가동된 좌측 천장관절 부위에서 연관통을 발생시킬 수 있다.

[그림7-2] 발통점과 연관통

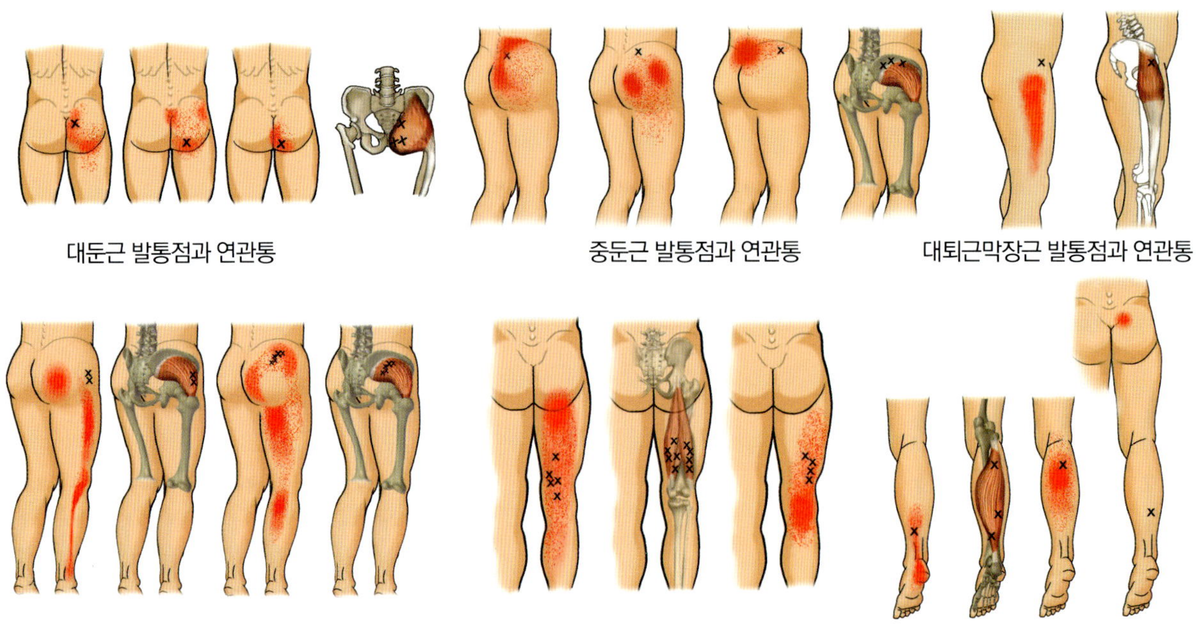

대둔근 발통점과 연관통 / 중둔근 발통점과 연관통 / 대퇴근막장근 발통점과 연관통

소둔근 발통점과 연관통 / 햄스트링 발통점과 연관통 / 가자미근 발통점과 연관통

[그림7-3] 요추신경뿌리병증에서의 방사통-분절성통증

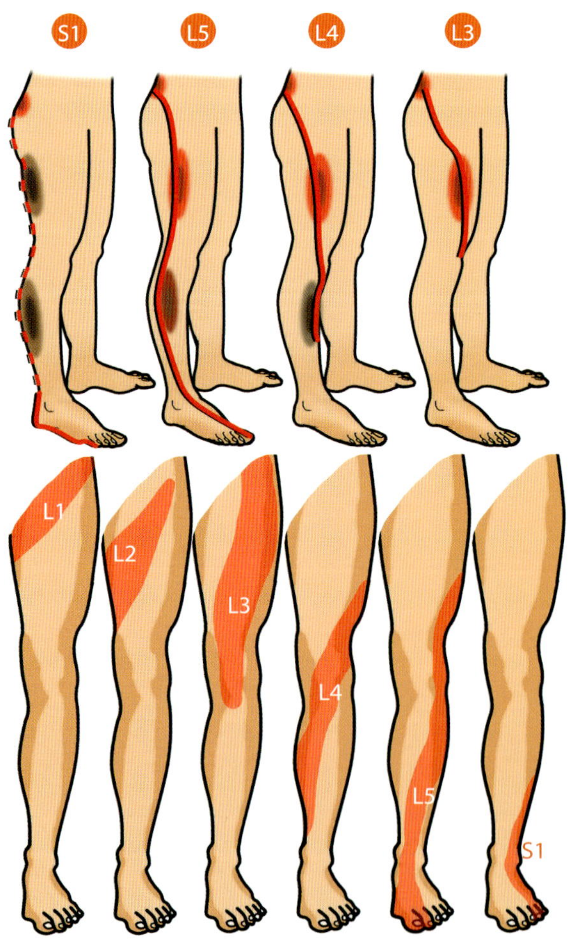

[그림7-4] 천장관절 인대의 발통점으로 인한 연관통

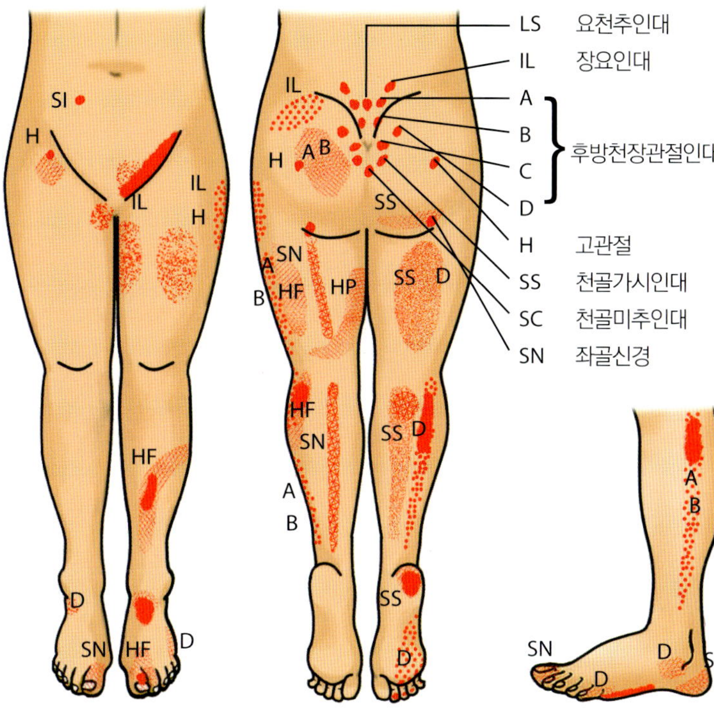

3. 천장관절의 구조적 부정렬과 척추관협착증의 연관성

척추협착증으로 요추 수술을 한 환자가 좌골신경통을 호소하는 경우를 자주 볼 수 있다. 환자가 요추 신경뿌리병증으로 수술을 하였음에도 불구하고 정적·동적 움직임에서 통증을 호소하고 기능적 움직임 동안 불편감을 호소한다. 유합술 또는 신경 감압술을 통한 수술적 처치는 통증의 원인을 제거했는지 의문이 들 수 있다.

복와위에서 요추 측굴을 동반한 편위교정은 요추 신경뿌리의 직접적 압박을 주고, 좌골신경통을 유발할 수 있다. 환자가 좌측 좌골신경통을 호소한다면 복와위에서 요추 좌측굴을 동반한 편위교정은 좌측 추간공을 좁게 만들고, 좌측 요추 신경뿌리를 직접 압박하여 통증을 유발할 수 있다. 하지만 요추 수술을 한 환자에게 요추 측굴을 동반한 편위교정을 하면 대부분 신경뿌리 압박으로 인한 좌골신경통은 유발되지 않는다. 이러한 환자들에서 요추 신경뿌리의 압박으로 유발된 통증을 해소하기 위한 요추 수술은 매우 성공적으로 보일 것이다. 하지만 그렇다면 왜 요추 신경뿌리의 압박이란 요인을 배제하게 한 수술 이후에도 방사통 양상의 통증은 나타나는지에 대해 고민해 보아야 한다.

수술 후 좌측 좌골신경통을 호소한 환자는 복와위에서 좌측 요추 측굴을 동반한 편위교정에서 통증이 유발되지 않고, 좌측 페이버 검사에서 양성과 좌측 스톡 검사에서 음성을 보인다. 수술 후 좌측 좌골신경통의 원인은 LOR+유형의 천골 비틀림으로 인한 좌측 천장관절의 구조적 부정렬을 의미한다. 좌측 천장관절 주변 연부조직들의 발통점으로 인해 좌골신경통 양상의 연관통이 나타나는 것이다.

좌측 좌골신경통으로 요추 수술을 한 환자의 통증 원인이 과연 요추의 직접적 자극인지 아니면 편측 천장관절의 구조적 부정렬인지 합리적 고민이 필요하다. 왜냐면 수술과 같은 구조적 접근은 요추의 구조적 변화를 동반하기 때문에 한 번의 수술로 두 번 다시 원래의 상태로 돌릴 수 없기 때문이다. 그렇기 때문에 요추 수술 전 기능적 접근을 통해 수술의 적응증이 되는 요추 신경뿌리의 직접적 자극뿐만 아니라 요추–골반–고관절 복합체의 기능적 움직임 장애로 인한 천장관절의 구조적 부정렬을 함께 고려하는 것이 바람직하다.

4. 천장관절의 구조적 부정렬로 인한 기능적 움직임 장애

1) 편측 좌골신경통을 동반한 척추협착증

62세 여성이 6개월 전부터 보행 시 좌측 엉덩이와 하지를 따라 통증이 발생하였다. 그리고 앉았다 일어날 때 좌측 엉덩이에서 결리는 듯한 통증이 발생하였다. MRI검사상 요추 4번과 5번 사이에 협착 소견을 보였고 척추협착증 진단하에 신경치료를 1주 간격으로 3회를 받았지만 통증의 호전은 없었고, 최근까지 도수치료를 받았지만 여전히 통증으로 인해 일상생활이 힘들었다. 뚜렷한 신경학적 결손증상을 보이지는 않았다.

기능적 스톡 검사에서 우측 양성과 좌측 음성을 보이고, 기능적 페이버 검사에서 우측 음성, 좌측 양성을 보였다. 좌측 페이버 검사에서 고관절 외회전을 할 때 좌측 골반으로 통증을 발생시켰고, 우측 페이버 검사에 비해 상대적으로 더 양성을 보였다. 복와위에서 요추 좌측굴을 동반한 편위교정을 할 때 좌측 좌골신경통이 유발되지 않았다.

상기 환자의 진단은 LOR+ 천골 비틀림을 동반한 좌측 천장관절의 구조적 부정렬이다. 요추는 구조적 퇴행으로 요추 4번과 5번 사이에서 퇴행성 협착을 보이고, 기능적으로 우측에서 좌측으로 요추편위가 발생할 수 있다. 또한 복와위에서 요추 좌측굴을 동반한 편위교정에서 요추의 좌측 추간공의 좁아짐으로 인한 통증이 나타나지 않았기 때문에 방사통을 배제할 수 있다. 골반은 불안정 상태에서 요추의 퇴행으로 인해 천골의 반대고개숙임을 발생시키고, 기능적 스톡 검사를 통해 LOR 천골 비틀림을 진단할 수 있다. 또한 좌측 페이버 검사에서 골반의 통증을 동반한 양성은 좌측 천장관절의 구조적 퇴행으로 인한 저가동성을 의미하고, 최종 진단은 LOR+ 천골 비틀림을 동반한 좌측 천장관절의 구조적 부정렬을 의미한다.

2) 불규칙적인 좌골신경통을 동반한 척추협착증

71세 남성이 3개월 전부터 정지 동작에서 움직일 때마다 좌측 엉덩이와 하지로 통증이 있어 LOR+ 천골 비틀림을 동반한 좌측 천장관절의 구조적 부정렬로 진단 및 치료를 받았고 통증의 호전을 보였다. 하지만 어제부터 갑자기 우측 엉덩이에 심한 통증을 호소하였다. 엑스레이검사에서 요추 3번과 4번, 4번과 5번 그리고 요추 5번과 천추 사이에서 협착과 양측 천장관절의 하부에서 골극 소견을 보였다. 그리고 신경학적 결손 증상을 보이지 않았다.

기능적 스톡 검사에서 우측 음성과 좌측 양성을 보이고, 기능적 페이버 검사에서 우측 양성, 좌측 음성을 보였다. 복와위에서 요추 우측굴을 동반한 편위교정을 할 때 우측 엉덩이의 통증이 유발되었다. 그리고 복와위에서 요추 좌측굴을 동반한 편위교정을 할 때 우측 엉덩이의 통증이 소실되었다.

상기 환자의 진단은 rROL+ 천골 비틀림을 동반한 우측 천장관절의 구조적 부정렬이 있는 우측 편측성 척추협착증이다. 상기 환자는 LOR+ 천골 비틀림을 동반한 좌측 천장관절의 구조적 부정렬로 인해 좌측 엉덩이와 하지로 연관통이 나타났지만, 지금은 우측 엉덩이의 통증으로 통증 양상이 변하였다. 양측 천장관절은 구조적 퇴행으로 인해 저가동성을 보이고, 천장관절의 퇴행으로 인한 골반의 불안증은 상대적으로 저가동성이 심한 쪽으로 천장관절의 구조적 부정렬을 발생시킨다. 복와위에서 요추 우측굴을 동반한 ROL 천골 비틀림의 편위교정을 할 때 우측 엉덩이 통증의 유발은 우측 요추 추간공의 좁아짐으로 인한 신경뿌리의 압박을 의심할 수 있다. 우측 방사통을 재확인을 위해 복와위에서 요추 좌측굴을 동반한 ROL 천골 비틀림의 편위교정을 할 때 우측 엉덩이 통증의 소실은 우측 요추 추간공의 협착으로 인한 방사통을 의미하고, 우측 편측성 척추협착증과 우측 천장관절의 구조적 부정렬을 동반한 rROL+ 천골 비틀림을 의미한다.

3) 간헐적 파행증을 동반한 척추협착증

65세 여성이 1년 전부터 보행 시 종아리가 무겁고 뻣뻣해지면서 힘이 빠지는 증상이 있어 내원하였다. 허리에 심한 통증은 없었고 전반적으로 허리가 무거운 증상만을 호소하였다. 보행 시 쇼핑 카트를 밀고 다니면 종아리에 힘이 빠지지 않고 편하게 이동할 수 있었다. 몇 달 전부터는 밤에 잠을 잘 때 양측 다리가 시리고 다리가 이불에 닿을 때 나타나는 이상한 느낌을 호소하였다. 비타민 E1 유사체인 limaprost 성분의 오팔몬과 pregabalin 성분의 리리카를 복용하였지만 별다른 효과가 없었다. 그리고 신경학적 결손증상을 보이지 않았고, 당뇨의 기왕력도 없었다.

기능적 스톡 검사에서 우측 양성과 좌측 음성을 보이고, 기능적 페이버 검사에서 우측 음성, 좌측 양성을 보였다. 복와위에서 요추 좌측굴을 동반한 편위교정을 할 때 특별한 불편감이 없었다.

상기 환자의 진단은 LOR+ 천골 비틀림을 동반한 좌측 천장관절의 구조적 부정렬이 있는 중앙부 척추협착증을 의미한다. 상기 환자의 전형적인 신경원인성 간헐적 파행증은 쇼핑 카트에 기대어 허리를 전방굴곡할 때 요추의 척추관이 넓어지면서 경막강과 신경뿌리의 압박이 줄어든다. 그리고 경막강의 기계적 압박으로 인한 신경뿌리 주변의 혈액순환장애를 회복하기 위해 비타민E1 유사체를 처방받았고, 양측 다리가 시리고 다리가 이불에 닿을 때 나타나는 이상한 느낌은 전형적인 신경병증성 통증으로 치료를 위해 pregabalin을 처방받았다. 하지만 신경뿌리의 부종과 염증이 심하게 진행되었기 때문에 이러한 약물들의 병합치료가 큰 효과를 보지 못한 것이다.

4) 퇴행성 척추증 또는 디스크내장증

47세 남성이 1개월 전부터 아침에 일어날 때 나타나는 허리통증으로 내원하였다. 허리통증은 아침에 심했다가 오후가 지날수록 통증이 줄었지만, 종일 지속되는 허리의 무거운 느낌을 호소하였다. 기침을 하거나 웃을 때 허리에 울리는 증상은 없었고 신경학적 결손증상을 보이지 않았다. 엑스레이검사에서 요추 4번과 5번 사이에 협착과 심한 다발성 골극들이 보였고, MRI검사상 요추 4번과 5번사이 디스크가 탈수화 현상으로 저신호강도(어둡게)로 보였다.

기능적 스톡 검사에서 우측 음성과 좌측 양성을 보이고, 기능적 페이버 검사에서 우측 양성, 좌측 음성을 보였다. 복와위에서 요추 우측굴을 동반한 편위교정을 할 때 특별한 불편감이 없었다.

상기 환자의 진단은 ROL+ 천골 비틀림을 동반한 우측 천장관절의 구조적 부정렬로 인한 퇴행성 척추증이다. 상기 환자에서 요추 4번과 5번의 퇴행성 디스크증으로 인한 요추의 구조적 퇴행은 보행과 같은 기능적 움직임 동안 우측 천장관절의 구조적 퇴행을 유발한다. 또한 허리의 움직임과 기능적으로 연결되는 관절들의 퇴행으로 인해 허리통증이 아침에 심해졌다 오후를 지날수록 편해지는 경향을 보일 수 있다.

5) 외상으로 인한 천장관절염

23세 남성이 3일 전 축구를 하다가 엉덩방아를 찧은 후 생긴 우측 엉치의 통증으로 내원하였다. 통증은 의자에 앉거나 갑자기 움직일 때마다 발생하였고, 움직임이 지속적일 때는 오히려 감소하였다. 엑스레이검사에서 별다른 소견은 없었고, 신경학적 결손증상을 보이지 않았다.

기능적 스톡 검사에서 우측 음성과 좌측 양성을 보이고, 기능적 페이버 검사에서 우측 양성, 좌측 음성을 보였다. 우측 페이버 검사에서 우측 엉덩이에 심한 통증과 움직임에 대한 저항을 발생시켰다. 복와위에서 요추 우측굴을 동반한 편위교정을 할 때 특별한 불편감이 없었다.

상기 환자의 진단은 ROL+ 천골 비틀림을 동반한 우측 천장관절의 구조적 부정렬로 인한 급성 천장관절염이다. 외상으로 인한 우측 천장관절의 구조적 부정렬은 천장관절에 직접적인 부하를 발생시키고 움직일 때 천장관절의 자극으로 인한 급성 염증을 유발할 수 있다. 상기 환자가 갑자기 움직임을 시작할 때 천장관절의 불안으로 인하여 근긴장이 증가하기 때문에, 순간적으로 심한 통증이 나타날 수 있다. 그리고 지속적으로 움직이면 천장관절이 점차 안정되면서 근긴장이 감소되고, 요추와 골반의 안정화 근육들이 정상적으로 활성화되어 통증이 줄어들게 된다.

6) 임산부의 골반통

31세 여성이 3개월 전부터 생긴 허리통증으로 내원하였다. 임신 7개월로 최근 일주일 전부터는 통증이 아침에 일어날 때 발생하였고, 차에서 앉았다 내릴 때 더 심해졌다. 그리고 내원 당시 기침하거나 웃을 때 허리에서 울리는 증상과 통증이 나타났고, 신경학적 결손증상은 보이지 않았다.

기능적 스톡 검사에서 우측 양성과 좌측 음성을 보이고, 기능적 페이버 검사에서 우측 음성, 좌측 양성을 보였다. 임신 7개월로 인해 복와위에서 요추 측굴을 동반한 편위교정을 시행할 수 없었다.

상기 환자의 진단은 LOR+ 천골 비틀림을 동반한 좌측 천장관절의 구조적 부정렬로 인한 급성 경막성 요통을 의미한다. 임신으로 인한 골반의 구조적 불안과 기능적 과부하가 임신으로 인한 자세 변화와 함께 요추의 생역학적 과부하를 증가시키며, 좌측 천장관절의 구조적 부정렬을 유발하였다. 그리고 디스크내 압력을 증가시키는 허리 움직임으로 우측에서 좌측으로 요추편위를 발생하였고, 척추관 내 압력을 증가시키는 경막증상으로 인한 허리통증의 악화를 보이고 있다.

하나 더~!

임산부에서 보일 수 있는 골반

[그림7-5] 임산부에서 보일 수 있는 골반

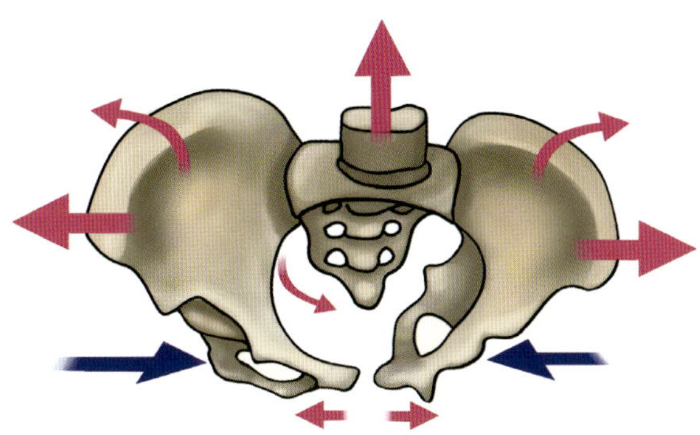

임산부는 출산을 위해 골반 출구가 넓어져야 한다. 골반 출구가 넓어지기 위해서 치골결합부위가 벌어진다. 임신기에 천골의 고개숙임에서 반대고개숙임으로 자가잠김기전이 변하면서, 허리에서 생역학적 과부하가 발생하고 불안정상태로 노출된다. 그렇기 때문에 골반의 불안정으로 인한 허리통증이 임산부에서 흔히 발생된다.

Ⅷ.
LPHC에서 기능적 퇴행의 임상 접근법

앞서 LPHC의 기능적 퇴행에 대하여 알아보았고 이를 진단 할 수 있는 이학적 검사법을 통하여 Dr.Cho's 10가지 천골 비틀림에 대하여 알아보았다. LPHC의 기능적 퇴행에 대한 임상 접근법은 요추의 기능적 접근법, 골반의 기능적 접근법, 고관절의 기능적 접근법, POS System의 기능적 접근법으로 나눌 수 있다.

① Lumbar Spine: 요추의 기능적 접근법
Active lumbar extension (ALE)
Shift correction (편위교정)
Shift correction with reversed lumbar side bending (반대편위교정)

② Pelvic Girdle: 골반의 기능적 접근법
Sacral Joint Energy Technique (JET)
Biomechanical Drop Technique (BDT)
Hypomobile innominate mobilization (천장관절의 저가동성에 따른 장골의 관절가동술)

③ Hip Joint: 고관절의 기능적 접근법
Hip joint mobilization (고관절 관절가동술)

④ POS System의 기능적 접근법
Recovery for coordination of the LPHC and the CSHC
(LPHC와 CSHC의 협응력 회복)

1. 요추의 기능적 접근법

1) ALE(Active Lumbar Extension)

ALE는 안정상태에서 ROR, LOL의 천골 비틀림 유형에 시행하는 교정 치료법으로 천골이 비틀리면서 움직임에 제한이 생긴 요추의 측굴 움직임을 회복시키고 요추 각 분절들의 신전 범위를 증가시키는 방법이다. ALE는 직접적으로 요추 분절의 가동성을 정상 범위로 회복시키는 교정 치료법이다.

• ALE(Active Lumbar Extension) 교정 치료의 적응증

ALE의 교정 치료법의 적응증에는 조절 장애를 동반한 신전형 움직임 장애, 후관절증후군 등이 해당된다. 이러한 질환들의 경우 기능적·구조적으로 요추의 움직임에 제한이 걸려 특정 범위 이상 요추의 움직임이 불가능하다는 공통점이 있다. 따라서 교정치료는 요추의 움직임이 제한되고 있는 방향으로 시행하고 조금씩 강도를 높여주어 요추 각 분절의 가동범위를 점차 넓혀줘야 한다.

• ALE(Active Lumbar Extension) 교정 치료법(ROR 유형)

ROR 유형은 천골 비틀림의 보상작용으로 인해 요추의 신전과 오른쪽 측굴 및 왼쪽 회전에 제한이 생긴다. 이러한 움직임 제한을 개선하기 위한 교정 순서는 아래와 같다.

[그림8-1] ROR 유형의 천골 비틀림

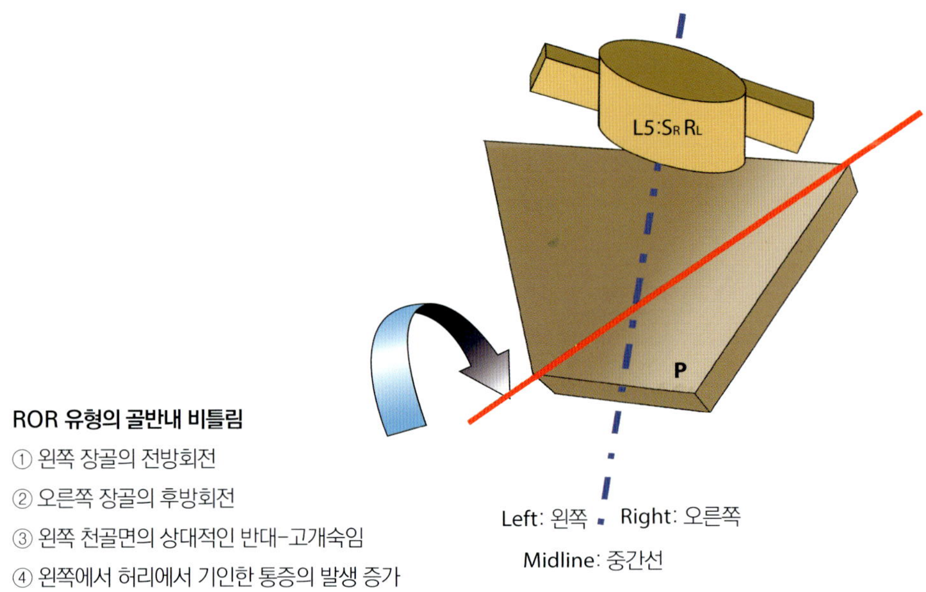

[**단, 양측 평발화 현상을 동반한 골반의 전방경사 상태에서 위와 같은 결과가 발생할 수 있다**]

첫 번째, 치료자는 환자의 앙와위 자세 기준으로 장골의 전방회전을 의미하는 페이버 검사 양성인 왼쪽에 선다.

두 번째, 환자는 복와위 자세로 엎드려 눕고 환자의 양손을 가슴 옆에 짚는다.

세 번째, 치료자는 한 손으로 환자의 허리를 고정한 상태에서 환자의 양다리를 환자의 복와위 자세 기준으로 오른쪽으로 밀어 요추의 오른쪽 측굴 자세를 유지한다.

네 번째, 치료자는 환자의 요추 4번 및 5번 극돌기를 수근부(손바닥 아랫부분)로 고정한 후 환자에게 서서히 상체를 들어올리게 한다.(Lumbar extension)

이때 치료자와 보조자는 환자의 우측 어깨를 가볍게 잡아 환자의 요추 신전동작을 보조해준다.

치료자는 환자의 요추 움직임에 맞춰 후관절의 관절면인 90도 방향으로 극돌기를 고정시켜주어 요추 관절이 자연스럽게 움직이도록 해준다. 요추가 신전될 수 있는 최대한의 움직임 끝에서 3초 정도 머문 후에 환자를 다시 천천히 복와위 자세로 돌아오게 한다.

앞 과정을 차례로 다시 3회 정도 반복하여 요추 각 분절의 가동범위를 점차 넓혀준다. 요추의 신전을 증가시키는 방향의 ALE를 시행함으로써 요추의 관절 가동범위를 더욱 늘려준다.

[그림 8-2-1] ROR 유형의 ALE 교정치료법

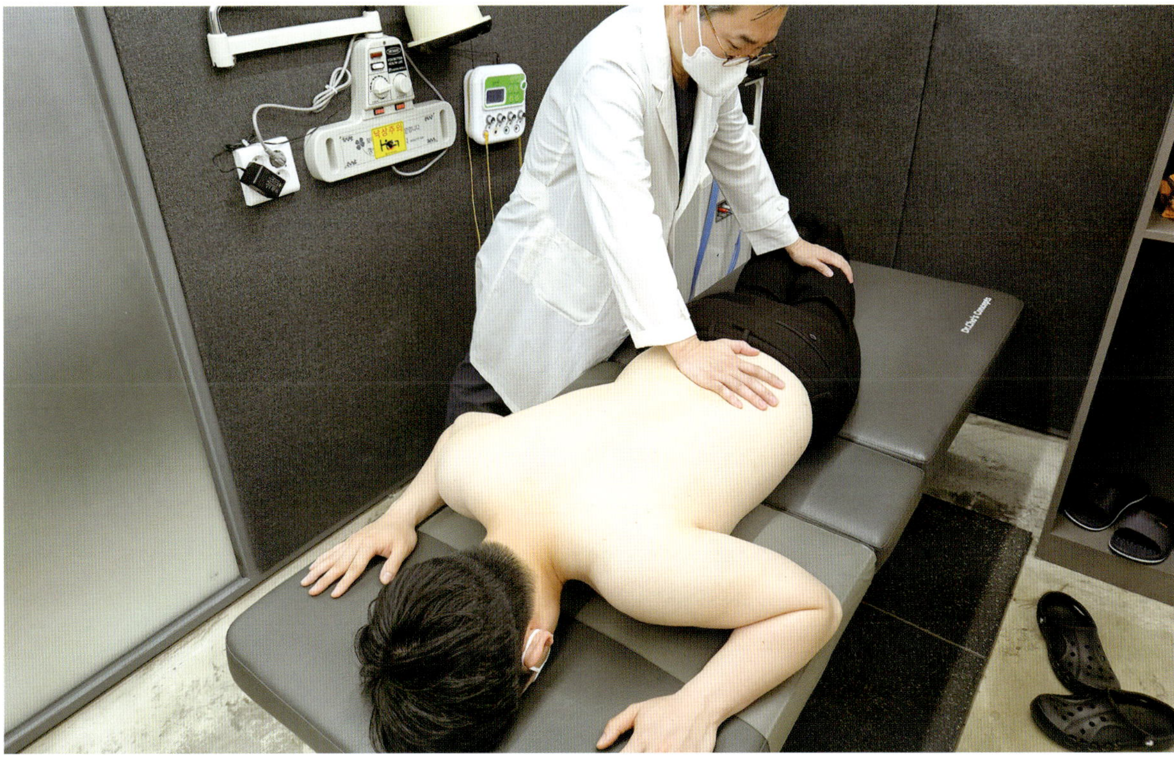

[그림8-2-2] ROR 유형의 ALE 교정치료법

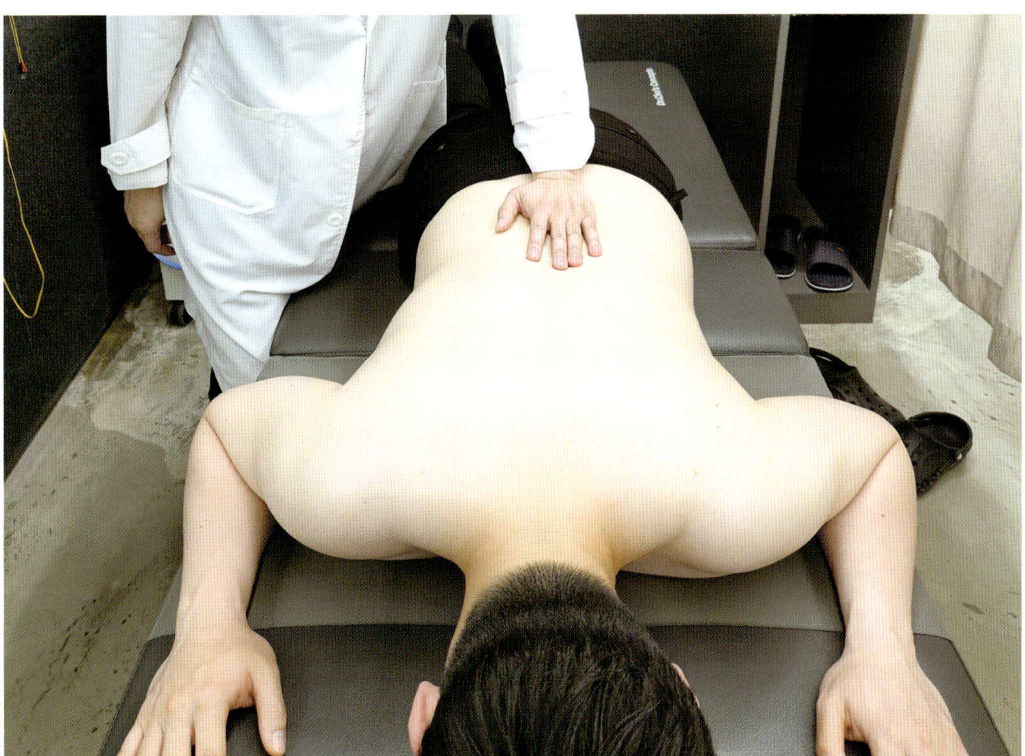

[그림8-2-3] ROR 유형의 ALE 교정치료법

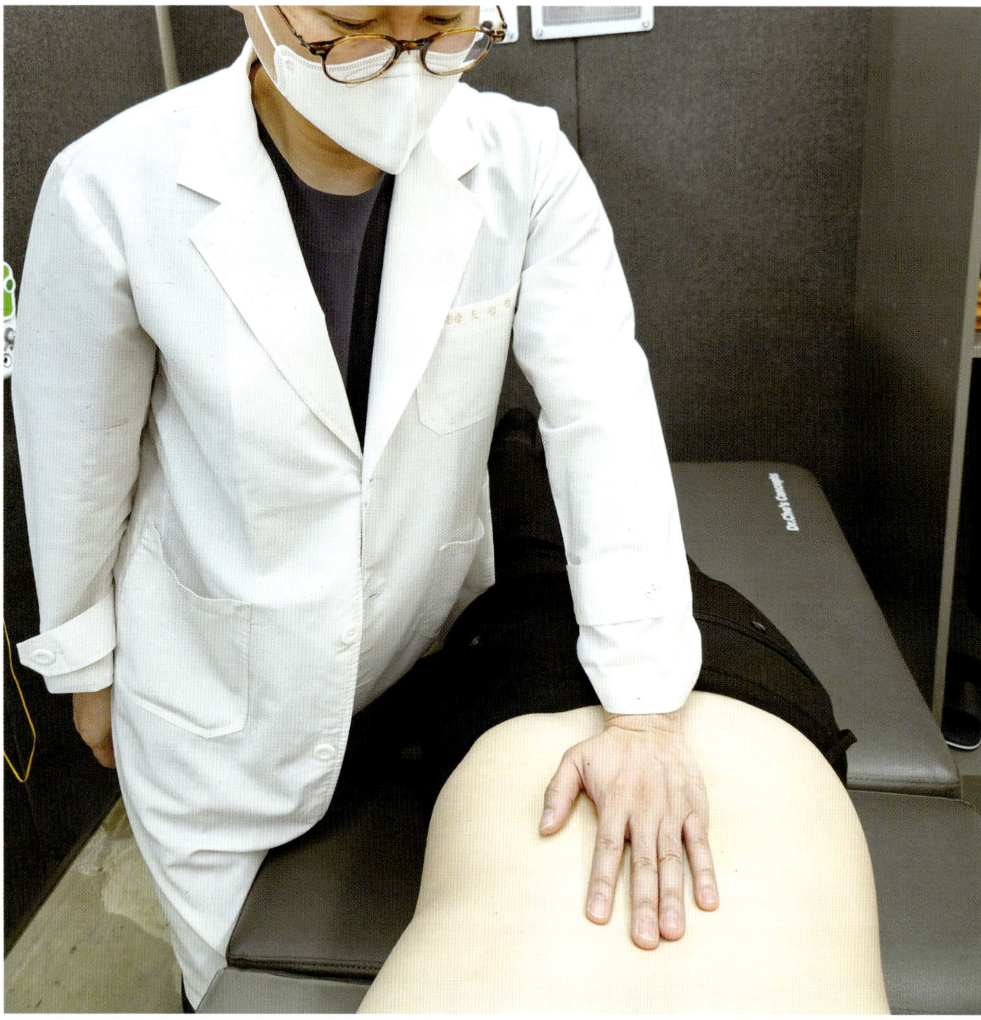

[그림 8-2-4] ROR 유형의 ALE 교정치료법

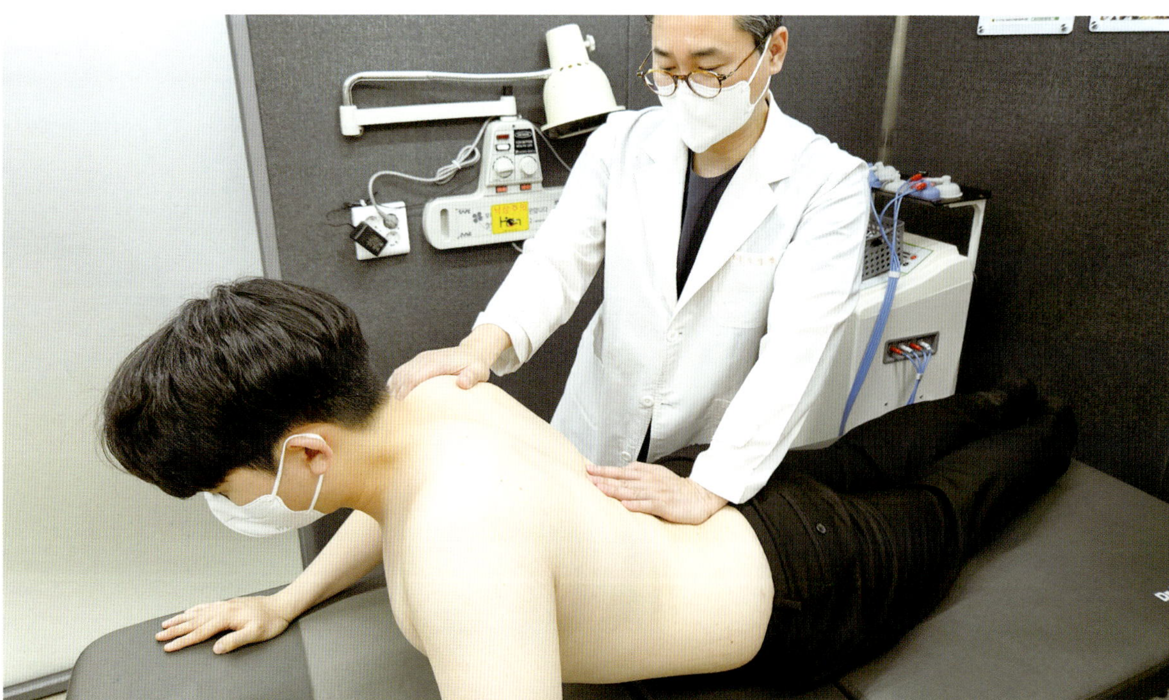

• ALE(Active Lumbar Extension) 교정 치료법(LOL 유형)

[그림8-3] LOL 유형의 천골 비틀림

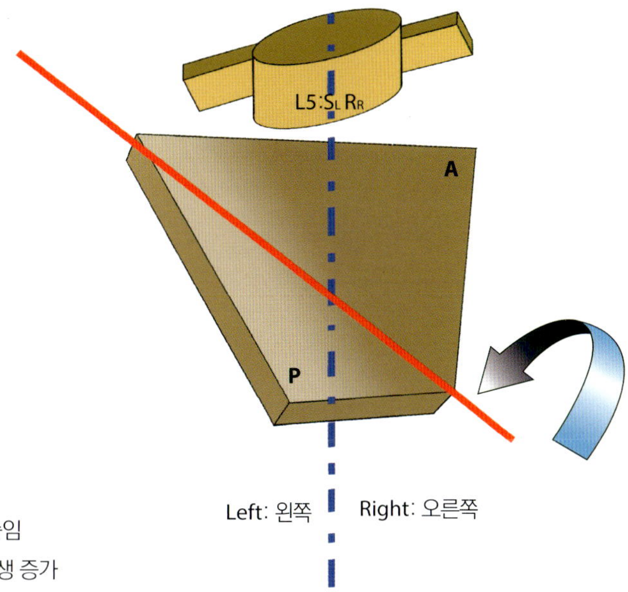

LOL 유형의 골반내 비틀림

① 오른쪽 장골의 전방회전
② 왼쪽 장골의 후방회전
③ 오른쪽 천골면의 상대적인 반대-고개숙임
④ 오른쪽에서 허리에서 기인한 통증의 발생 증가

[**단, 양측 평발화 현상을 동반한 골반의 전방경사 상태에서 위와 같은 결과가 발생할 수 있다**]

LOL 유형은 천골 비틀림의 보상작용으로 인해 요추의 신전과 왼쪽 측굴 및 오른쪽 회전에 제한이 생긴다. 이러한 움직임 제한을 개선하기 위한 교정 순서는 아래와 같다.

첫 번째, 치료자는 환자의 앙와위 자세 기준으로 장골의 전방회전을 의미하는 페이버 검사 양성인 오른쪽에 선다.

두 번째, 환자는 복와위 자세로 엎드려 눕고 환자의 양손을 가슴 옆에 짚는다.

세 번째, 치료자는 한 손으로 환자의 허리를 고정한 상태에서 환자의 양다리를 환자의 복와위 자세 기준으로 왼쪽으로 밀어 요추의 왼쪽 측굴 자세를 유지한다.

네 번째, 치료자는 환자의 요추 4번 및 5번 극돌기를 수근부(손바닥 아랫부분)로 고정한 후 환자에게 서서히 상체를 들어올리게 한다(Lumbar extension).

이때 치료자와 보조자는 환자의 좌측 어깨를 가볍게 잡아 환자의 요추 신전동작을 보조해준다.

치료자는 환자의 요추 움직임에 맞춰 후관절의 관절면인 90도 방향으로 극돌기를 고정시켜주어 요추 관절이 자연스럽게 움직이도록 해준다. 요추가 신전될 수 있는 최대한의 움직임 끝에서 3초 정도 머문 후에 환자를 다시 천천히 복와위 자세로 돌아오게 한다.

앞 과정을 차례로 다시 3회 정도 반복하여 요추 각 분절의 가동범위를 점차 넓혀준다. 요추의 신전을 증가시키는 방향의 ALE를 시행함으로써 요추의 관절 가동범위를 더욱 늘려준다.

[그림8-4-1] LOL 유형의 교정 치료법

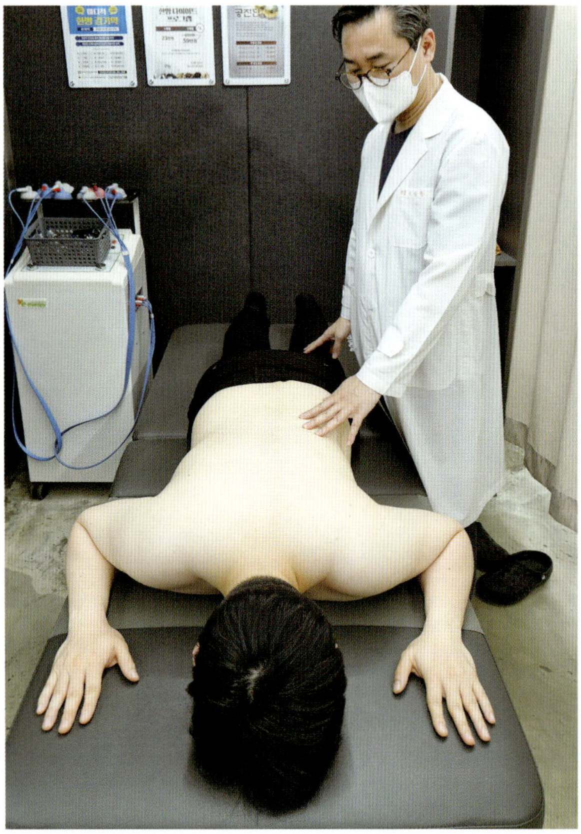

[그림8-4-2] LOL 유형의 교정 치료법

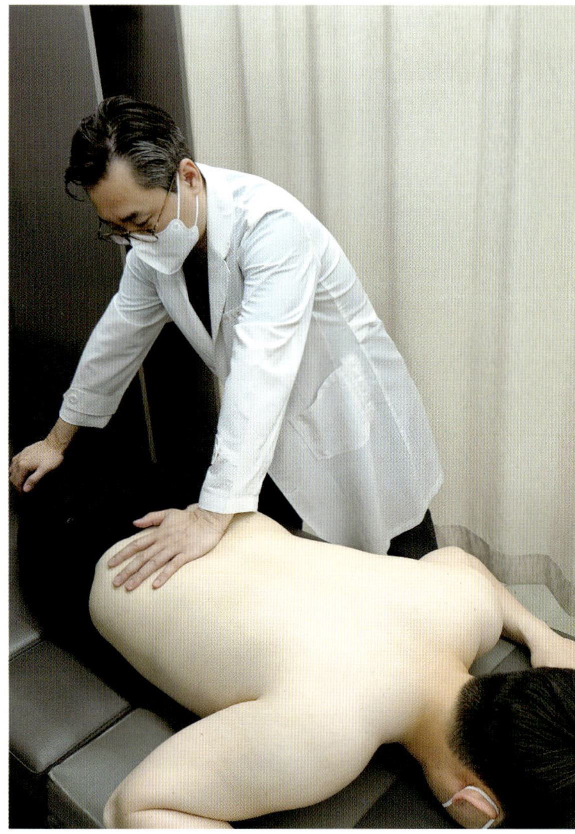

[그림8-4-3] LOL 유형의 교정 치료법

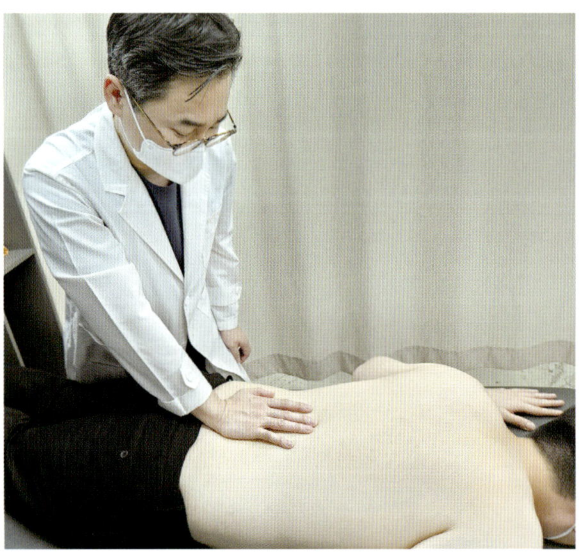

[그림8-4-4] LOL 유형의 교정 치료법

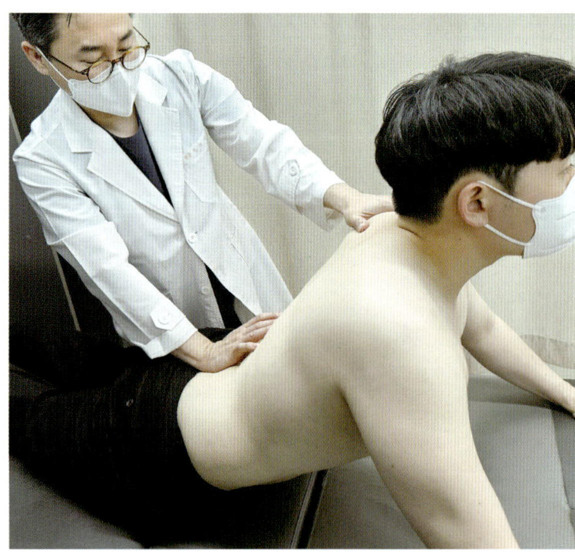

[표8-1] ALE 교정 시 생역학적 기전

	요추	요추	요추	교정 방향	고정 축
ROR	왼쪽 회전	신전	오른쪽 측굴	오른쪽 측굴 신전	L5 견인
LOL	오른쪽 회전	신전	왼쪽 측굴	왼쪽 측굴 신전	L5 견인

[**단, 양측 평발화 현상을 동반한 골반의 전방경사 상태에서 위와 같은 결과가 발생할 수 있다**]

2) 편위교정(Shift correction)과 반대편위교정(Reverse Shift correction)

요추에 생역학적인 과부하가 발생하여 움직이는 방향에 따라 통증이 나타나거나 움직임이 제한되면 통증을 피하기 위한 요추의 편위가 나타난다. 편위교정은 편위가 되어 있는 요추와 골반의 생역학적인 균형을 맞춰주는 교정 치료법으로 디스크에 걸린 생역학적인 과부하를 줄여주는 방향으로 시행한다.

• 편위교정 치료(Shift correction)의 적응증

허리의 허리편위교정은 요추의 편위가 나타나는 경막성 허리통증이나 요추부 디스크 탈출증, 디스크 미끄러짐(Slipped Disc), 말초신경 감작(PNS), 조절 장애를 동반한 굴곡형 움직임 장애 등의 질환에서 시행한다. 이러한 질환들의 경우 요추에 생역학적인 과부하가 발생하여 움직이는 방향에 따라 허리통증이 나타나거나 움직임이 제한되기 때문에 통증을 피하기 위해 요추의 편위가 나타나는 것이 특징이다.

따라서 치료의 방향은 디스크에 걸린 생역학적인 과부하를 줄여주는 방향으로 시행해야 하며, 디스크내 음압을 증가시켜 요추 움직임의 범위를 넓혀주는 것을 목표로 한다. 또한 심한 경막성 허리통증이나 디스크 탈출증으로 인해 허리통증이 심할 경우 다리의 방사통을 줄이는 방향으로 자세를 변경시키며 치료하는 것이 중요하다.

디스크성 질환에서 편위교정을 시행할 때는 단순히 생역학적인 관점으로만 골반의 균형을 바라볼 것이 아니라, 디스크내 병리학적인 문제로 인해 발생하는 통증을 고려해 통증이 나타나지 않는 자세를 유지하는 것이 중요하다.

• 편위교정 치료(Shift correction) 방법(LOR유형)

[그림8-5] LOR 유형의 천골 비틀림

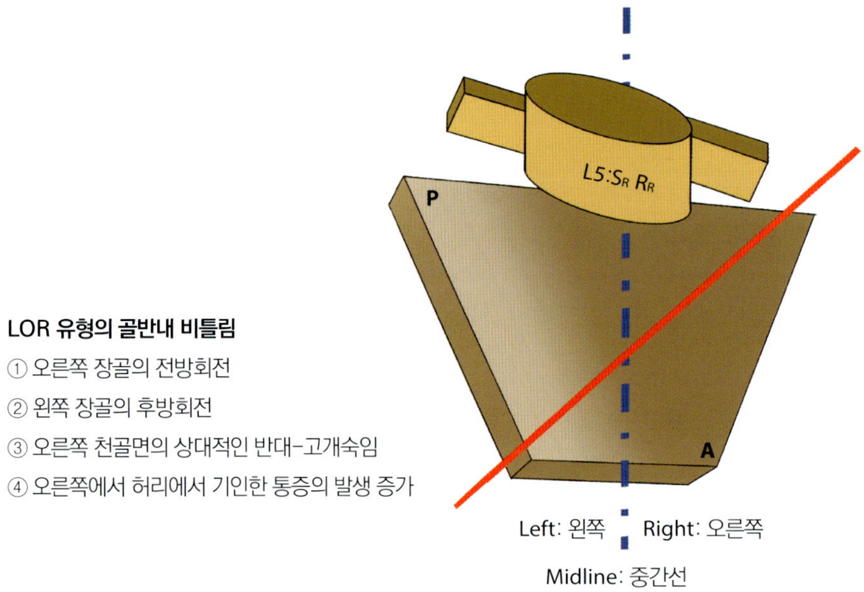

[**단, 양측 평발화 현상을 동반한 골반의 전방경사 상태에서 위와 같은 결과가 발생할 수 있다**]

LOR 유형의 경우 천골이 오른쪽 경사축을 중심으로 왼쪽으로 회전하며 디스크에 생역학적인 과부하가 걸리기 때문에 요추의 굴곡과 오른쪽 측굴 그리고 회전 시 통증이 발생한다. 디스크내 압력을 감소시키고 통증 자극을 줄이기 위한 편위교정의 방법은 다음과 같다.

첫 번째, 치료자는 환자의 앙와위 자세 기준으로 우측에 서서 치료를 시작한다. 그리고 환자는 복와위 자세로 엎드려서 눕는다.

두 번째, 치료자는 한 손으로 환자의 허리를 고정한 상태에서 환자의 복와위 자세를 기준으로 양 다리를 왼쪽으로 밀어 허리의 왼쪽 측굴 상태를 유지하게 한다.

세 번째, 치료자는 오른쪽 손을 환자의 오른쪽 엉덩이에 왼쪽 손을 왼쪽 갈비뼈에 두고 지지한다. 요추 편위교정을 위해 치료자는 오른쪽 엉덩이에 힘을 7, 왼쪽 갈비뼈에 힘을 3 정도 주고 지지한다.

네 번째, 치료자는 환자의 허리 신전, 왼쪽 측굴 상태를 유지하면서 신전동작 반복을 통해 디스크내 압력을 줄여주면서 허리나 다리의 통증이 감소되는 최적의 위치와 자세를 찾는다.

신전동작 반복 시에 환자의 손을 점차 몸쪽으로 이동하여 신전의 가동범위를 증가시켜 디스크내 압력을 더욱 줄일 수 있도록 한다.

[그림8-6-1] LOR 유형의 편위교정 치료법

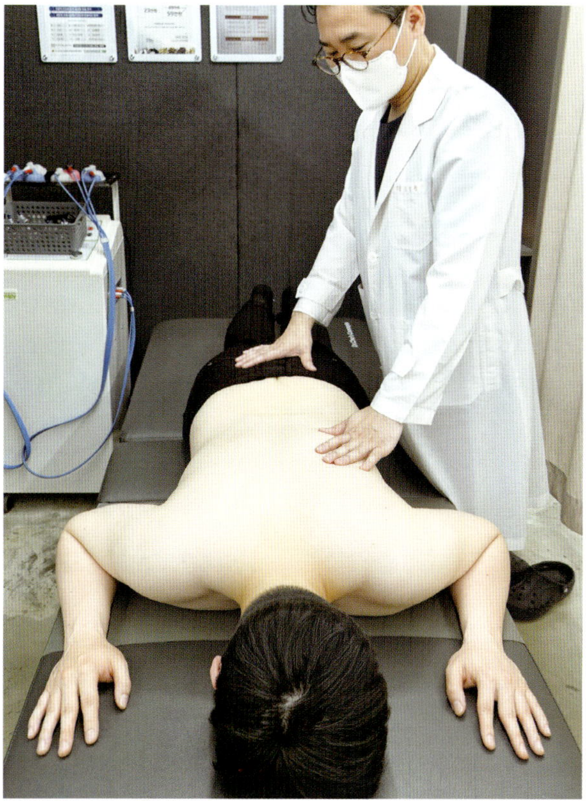

[그림8-6-2] LOR 유형의 편위교정 치료법

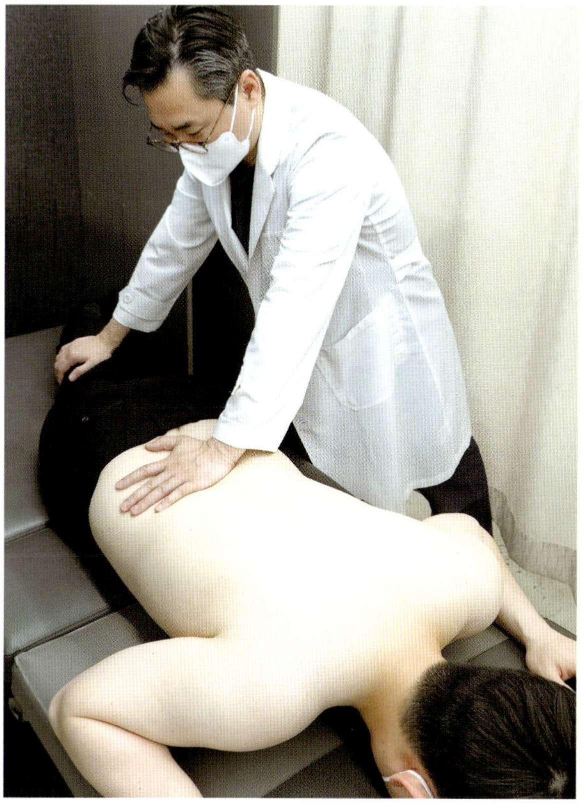

[그림8-6-3] LOR 유형의 편위교정 치료법

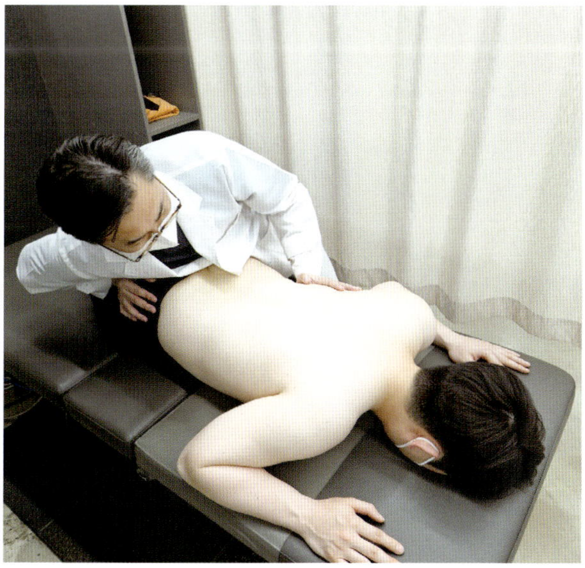

• 편위교정 치료법(Shift correction)(ROL유형)

[그림8-7] ROL 유형의 천골 비틀림

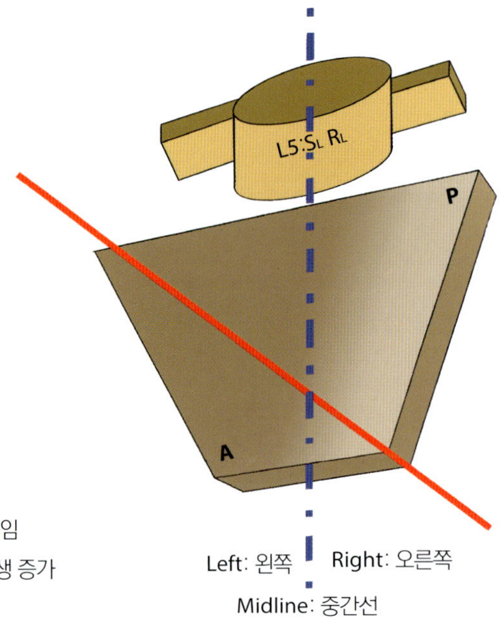

ROL 유형의 골반내 비틀림

① 왼쪽 장골의 전방회전
② 오른쪽 장골의 후방회전
③ 왼쪽 천골면의 상대적인 반대-고개숙임
④ 왼쪽에서 허리에서 기인한 통증의 발생 증가

[**단, 양측 평발화 현상을 동반한 골반의 전방경사 상태에서 위와 같은 결과가 발생할 수 있다**]

ROL 유형의 경우 천골이 왼쪽 경사축을 중심으로 오른쪽으로 회전하며 디스크에 생역학적인 과부하가 걸리기 때문에 요추의 굴곡과 왼쪽 측굴 그리고 회전 시 통증이 발생한다. 디스크내 압력을 감소시키고 통증 자극을 줄이기 위한 편위교정의 방법은 다음과 같다.

첫 번째, 치료자는 환자의 앙와위 자세 기준으로 좌측에 서서 치료를 시작한다. 그리고 환자는 복와위 자세로 엎드려서 눕는다.

두 번째, 치료자는 한 손으로 환자의 허리를 고정한 상태에서 환자의 복와위 자세를 기준으로 양 다리를 오른쪽으로 당겨 허리의 오른쪽 측굴 상태를 유지하게 한다.

세 번째, 치료자는 왼쪽 손을 환자의 왼쪽 엉덩이에 오른쪽 손을 오른쪽 갈비뼈에 두고 지지한다. 요추 편위교정을 위해 치료자는 왼쪽 엉덩이에 힘을 7, 오른쪽 갈비뼈에 힘을 3 정도 주고 지지한다.

네 번째, 치료자는 환자의 허리 신전, 오른쪽 측굴 상태를 유지하면서 신전동작 반복을 통해 디스크내 압력을 줄여주면서 허리나 다리의 통증이 감소되는 최적의 위치와 자세를 찾는다.

[그림8-8-1] ROL 유형의 편위교정 치료법

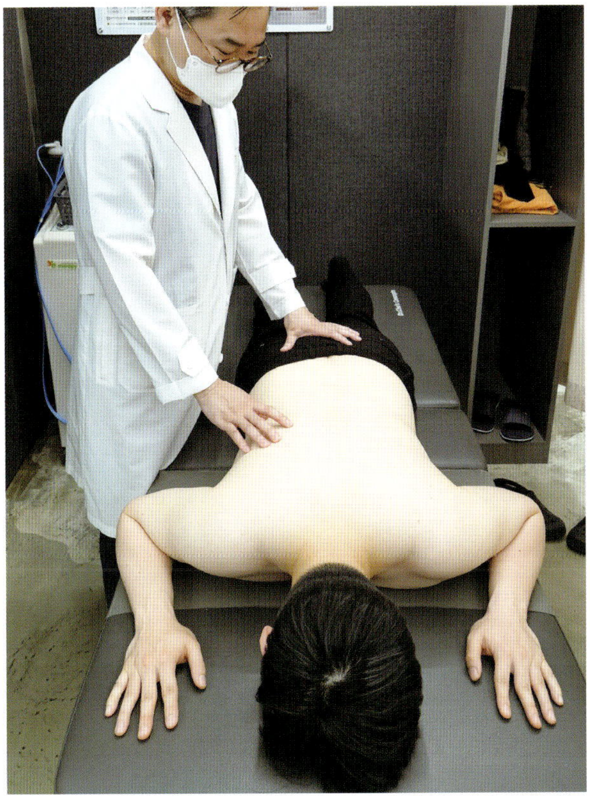

[그림8-8-2] ROL 유형의 편위교정 치료법

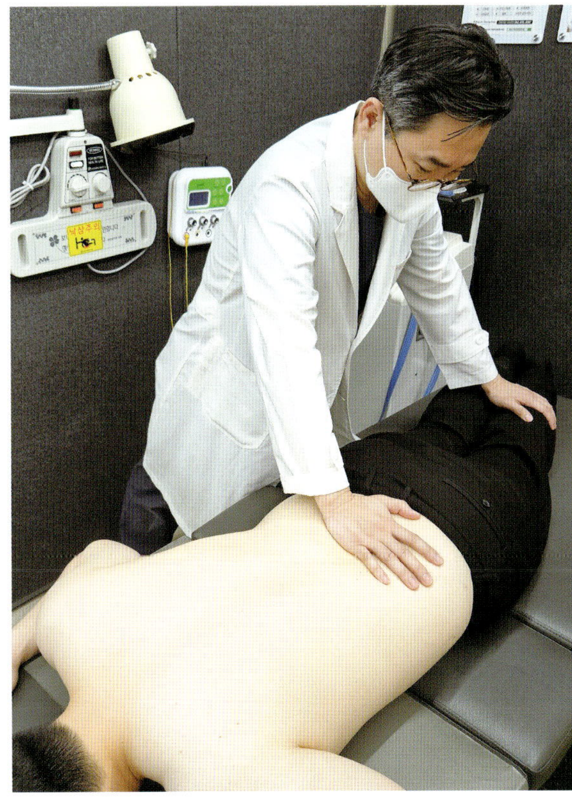

[그림8-8-3] ROL 유형의 편위교정 치료법

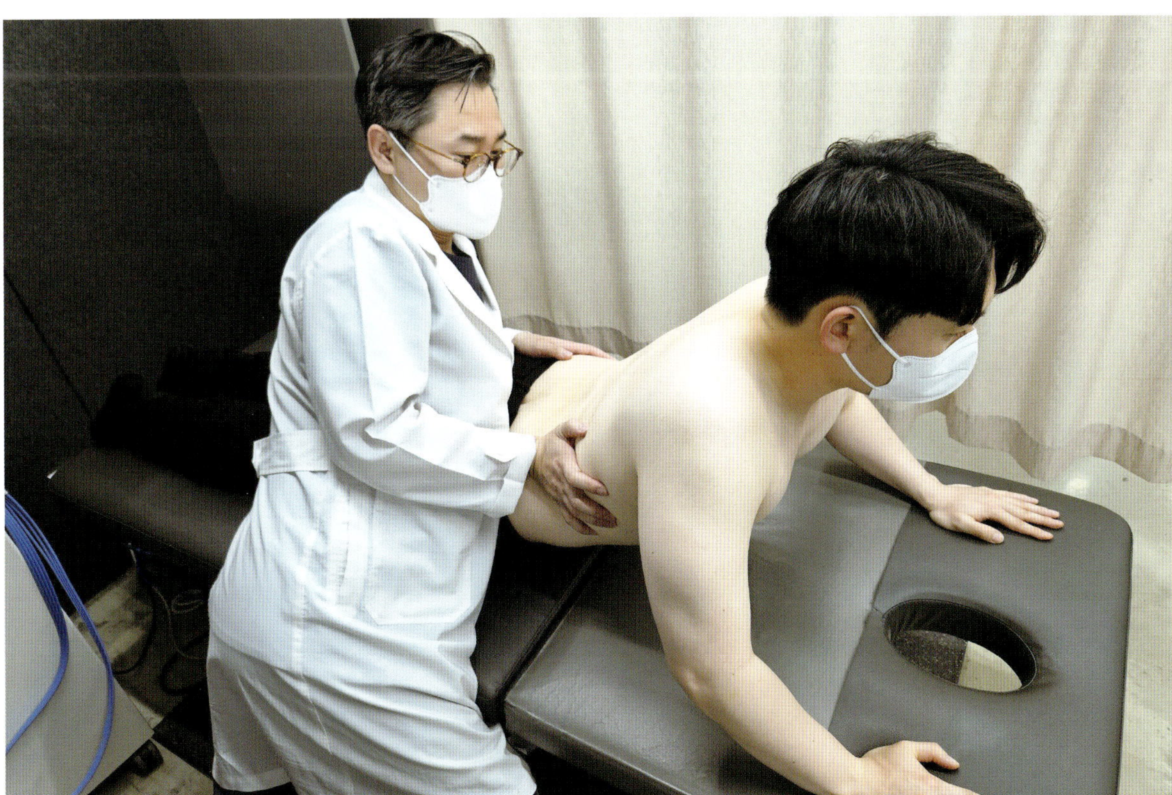

• 반대 편위교정

허리편위교정 시 일반적인 경우와 달리 오히려 요추와 디스크가 불안정하여 통증이 있는 쪽으로 요추를 측굴시켰을 때 엉덩이와 다리 증상이 사라지는 경우가 있는데, 이러한 경우에는 통증이 줄어드는 방향으로 요추를 측굴시켜 허리편위교정을 시행한다.

이를 rROL(Reverse ROL) rLOR(Reverse LOR)이라고 한다.

[그림8-9-1] rLOR의 편위교정 치료법

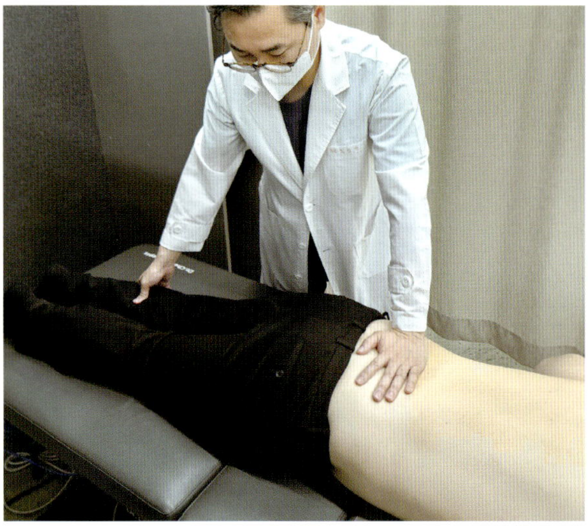

[그림8-9-2] rLOR의 편위교정 치료법

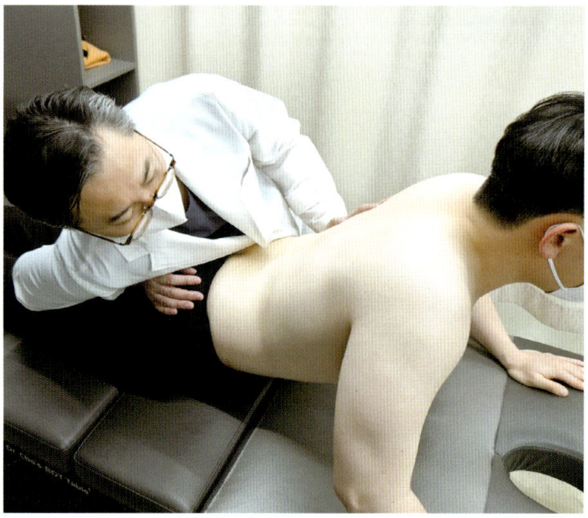

LOR 유형의 편위교정 치료법 시에 오히려 허리통증이 발생하거나 다리의 방사통이 나타나는 경우 허리의 좌측굴 상태를 우측굴 상태로 바꾸어 신전동작을 반복한다.

[그림8-10-1] rROL의 편위교정 치료법

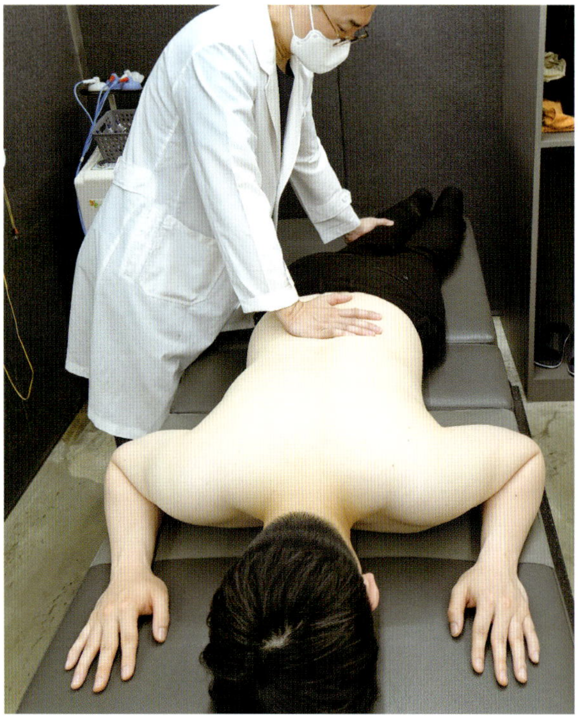

[그림8-10-2] rROL의 편위교정 치료법

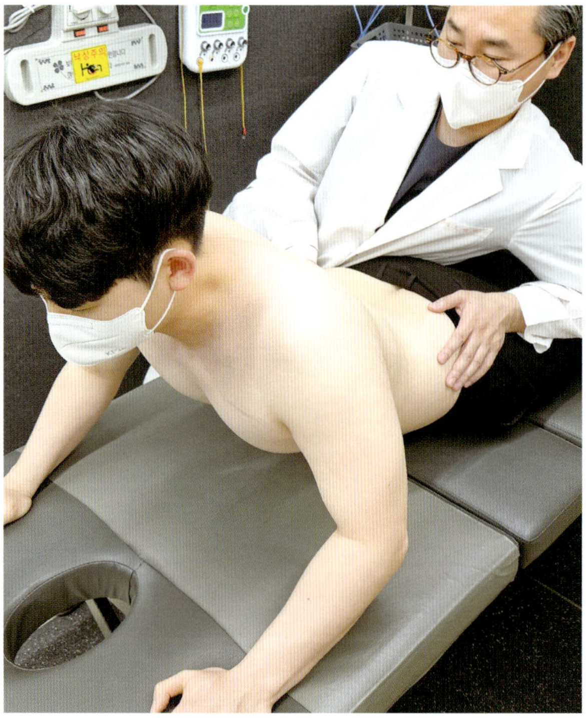

ROL 유형의 편위교정 치료법 시에 오히려 허리통증이 발생하거나 다리의 방사통이 나타나는 경우 허리의 좌측굴 상태를 우측굴 상태로 바꾸어 신전동작을 반복한다.

[표8-2] 편위교정 시 생역학적 기전

	요추	요추	요추	교정 방향	고정 부위	고정 부위
LOR	오른쪽 회전	굴곡	오른쪽 측굴	왼쪽 측굴 신전	왼쪽 늑골	오른쪽 골반
rLOR	오른쪽 회전	굴곡	오른쪽 측굴	오른쪽 측굴 신전	왼쪽 늑골	오른쪽 골반
ROL	왼쪽 회전	굴곡	왼쪽 측굴	오른쪽 측굴 신전	오른쪽 늑골	왼쪽 골반
rROL	왼쪽 회전	굴곡	왼쪽 측굴	왼쪽 측굴 신전	오른쪽 늑골	왼쪽 골반

[**단, 양측 평발화 현상을 동반한 골반의 전방경사 상태에서 위와 같은 결과가 발생할 수 있다**]

2. 골반의 기능적 접근법

1) Joint Energy Technique(JET)

천골 JET는 천골 비틀림의 4가지 유형인 LOL, ROR, LOR, ROL 유형을 기능적 페이버 검사와 기능적 스톡 검사를 통해 분류한 뒤 요추와 천장관절과 고관절의 생역학적인 움직임을 고려해 진단하고 치료하는 생역학적인 교정 치료 접근법이다.

(1) 안정상태에서 JET의 치료적 접근법

[그림8-11] LOL 유형의 천골 비틀림

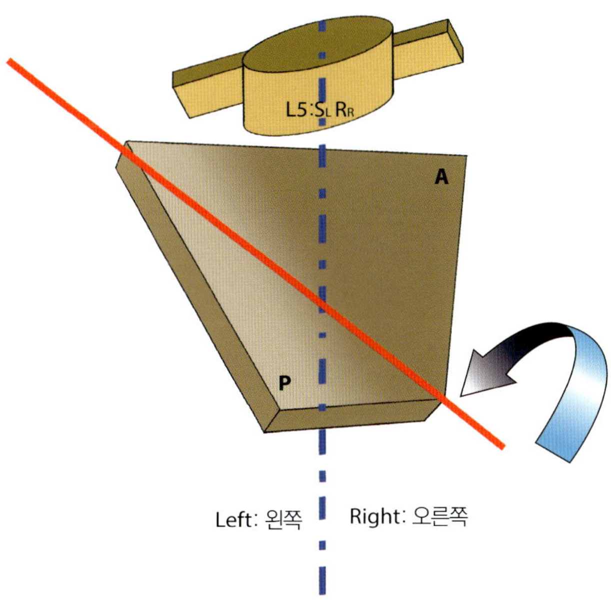

우측 장골의 전방회전과 좌측 장골의 후방회전

[**단, 양측 평발화 현상을 동반한 골반의 전방경사 상태에서 위와 같은 결과가 발생할 수 있다**]

LOL 유형의 천골 비틀림 기능부전증은 천골이 왼쪽 경사축을 중심으로 정상보다 왼쪽으로 더 많이 회전하며 고개숙임한 상태에서 발생한다. 따라서 정상 범위를 넘어선 LOL 유형을 정상 범위의 LOL 유형으로 회복시키는 것이 교정 치료의 핵심이다.

LOL 유형은 천골이 왼쪽으로 회전된 상태이기 때문에 치료의 방향은 반대방향인 오른쪽 회전이 된다. 그러나 천골을 직접적으로 회전시키는 것이 어렵기 때문에 요추와 천골은 상대적으로 반대방향으로 회전한다는 요천추 움직임(Lumbosacral motion, 스크류 움직임)에 따라 간접적으로 환자의 허리를 왼쪽으로 회전시켜 천골의 오른쪽 회전을 만들어준다.

LOL 유형은 천골이 고개숙임되어 있는 상태이기 때문에 치료의 방향은 반대 방향인 뒤쪽, 반대-고개숙임이 된다. 그러나 천골을 직접적으로 반대-고개숙임시키는 것이 어렵기 때문에 환자의 허리를 새우등처럼 굴곡시켜 간접적으로 천골의 반대-고개숙임 상태를 만들어준다.

천골의 과도한 비틀림을 정상범위로 회복시키기 위해 움직임이 제한되어 있는 경계 범위를 새롭게 증가시켜주어야 한다. 즉, 천골을 오른쪽으로 회전시키기 위해서 시술자는 환자의 왼쪽 골반을 고정시킨 상태에서 왼쪽 어깨 부위를 뒤로 밀어 허리에 왼쪽 회전을 증가시킨다. 천골의 반대-고개숙임 상태를 만들어주기 위해서는 환자의 허리를 새우등처럼 굴곡시킨 후 환자의 양 무릎 또한 굴곡시켜 시술자의 오른쪽 다리로 환자의 양 무릎을 고정시킨다. 그리고 환자의 다리를 몸쪽으로 밀어 올리면서 환자의 고관절을 점차 굴곡시키면 천골의 반대-고개숙임 각도를 더욱 증가시킬 수 있게 된다.

천골을 오른쪽으로 회전시키면서 움직임을 유도하기 위한 고유수용감각 신호 자극이 필요하다. 따라서 천골 JET 교정 시 앞의 순서대로 교정 치료를 진행한 후 마지막으로 천골 기저부의 왼쪽을 가볍게 두드려준다.

LOL 유형의 천골 JET 교정방법을 정리해보면 다음과 같다.

첫 번째, 치료자는 환자의 앙와위 자세를 기준으로 장골의 전방회전을 의미하는 페이버 검사 양성인 오른쪽에 선다.

두 번째, 환자를 오른쪽 측와위로 눕게 한 후 환자의 허리를 새우등처럼 굴곡시킨 후 환자의 양 무릎 또한 굴곡시켜 시술자의 오른쪽 다리로 환자의 양 무릎을 고정시킨다.

세 번째, 치료자는 환자의 왼쪽 골반을 고정시킨 상태에서 왼쪽 어깨 부위를 뒤로 밀어 요추의 왼쪽 회전을 증가시켜 천골의 오른쪽 회전을 일으켜준다.

네 번째, 환자의 양다리를 몸쪽으로 밀어 올리면서 환자의 고관절을 점차 굴곡시키며 천골 기저부의 왼쪽을 가볍게 두드려준다.

[그림8-12-1] LOL 유형의 천골 JET 교정 치료법

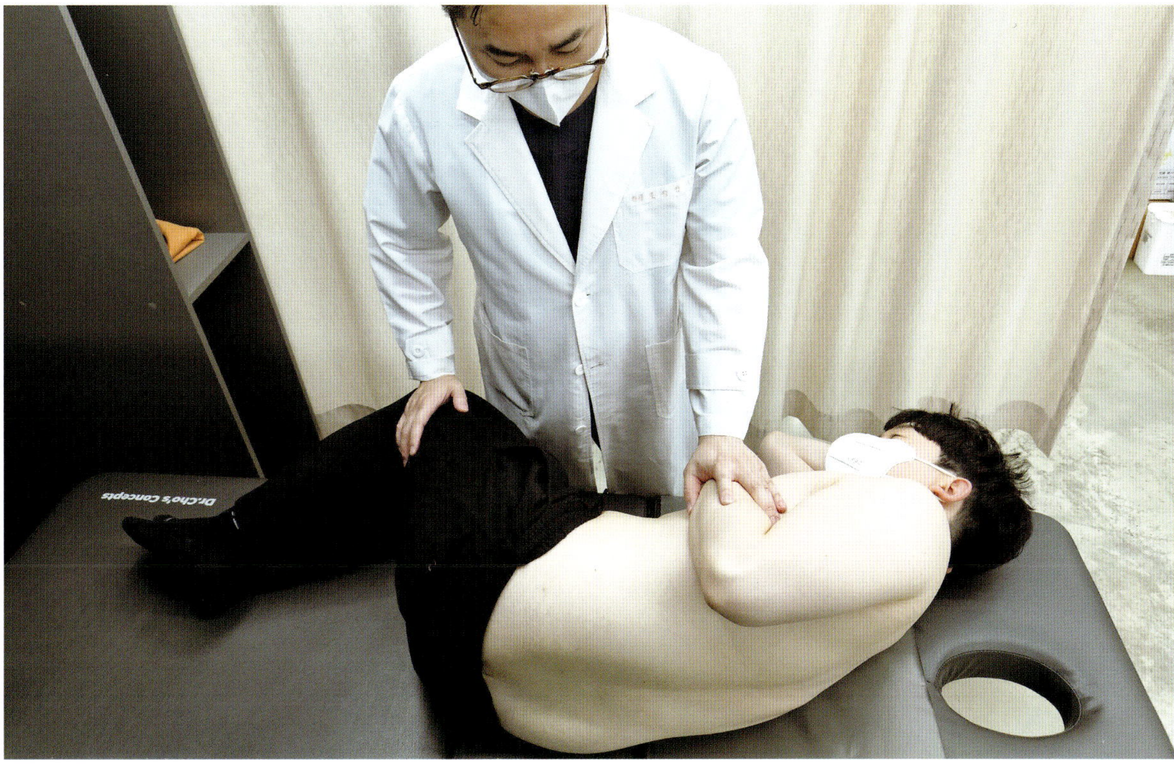

[그림8-12-2] LOL 유형의 천골 JET 교정 치료법

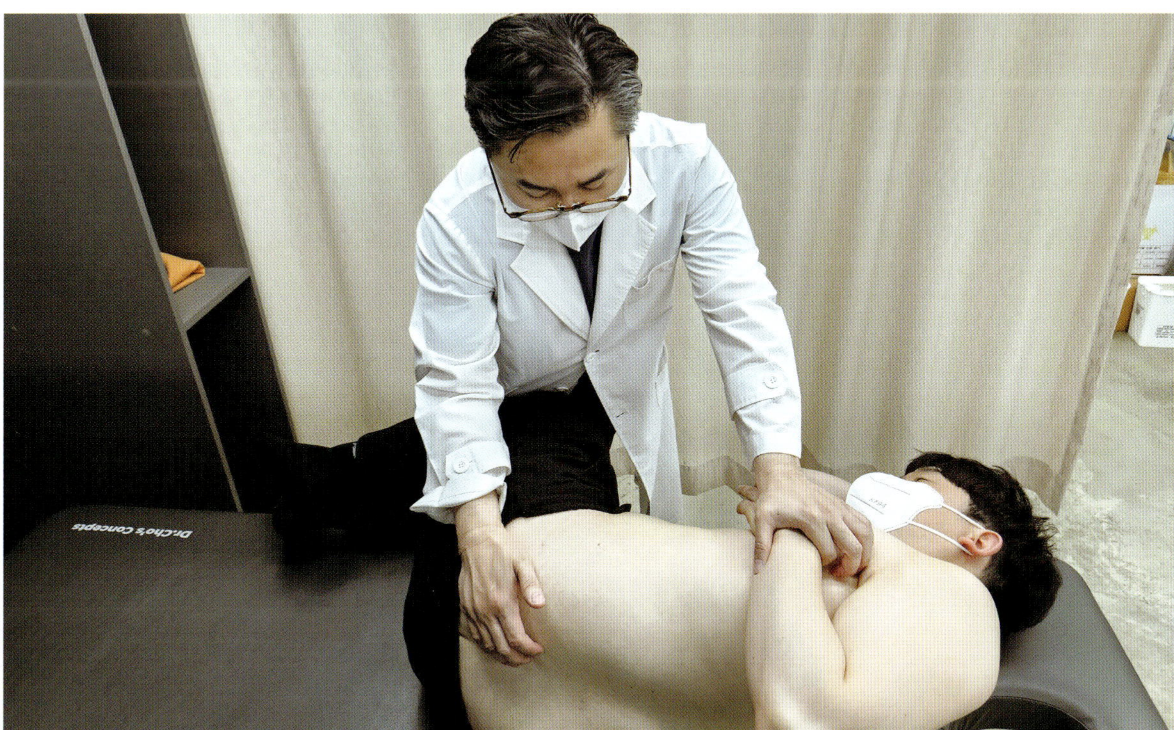

[그림8-12-3] LOL 유형의 천골 JET 교정 치료법

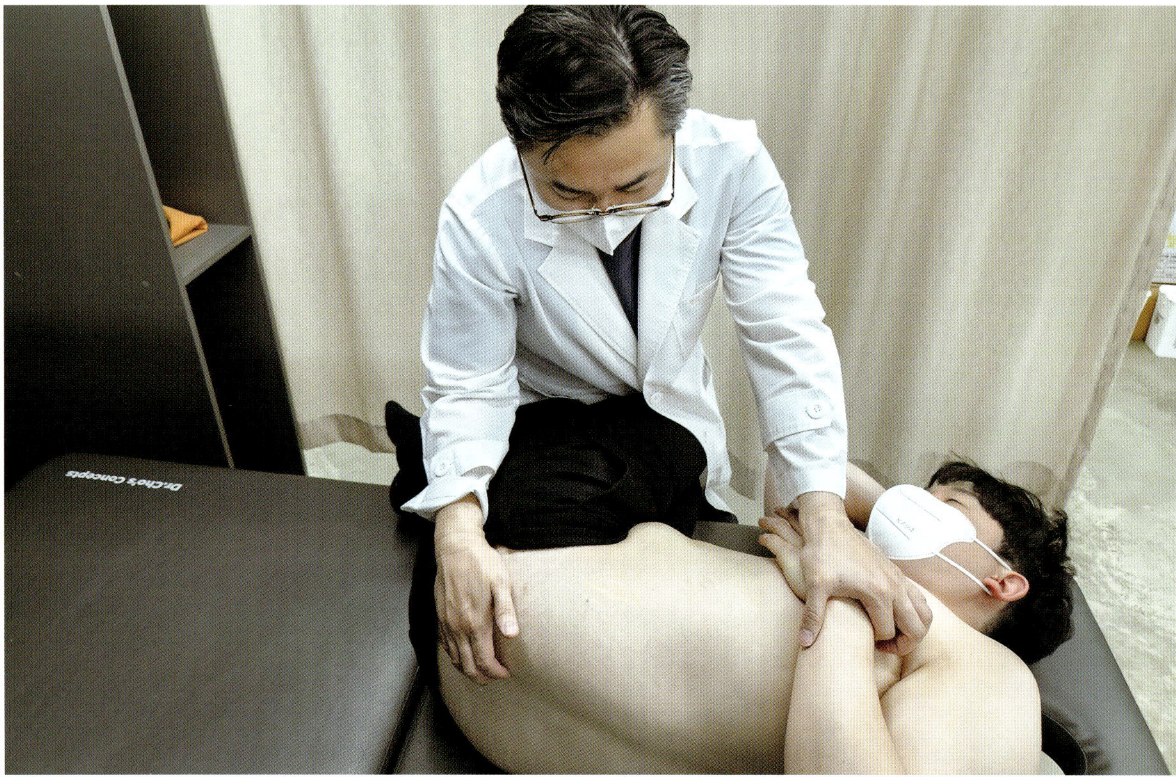

(2) 불안정상태에서 JET의 치료적 접근법

[그림8-13] LOR 유형의 천골 비틀림

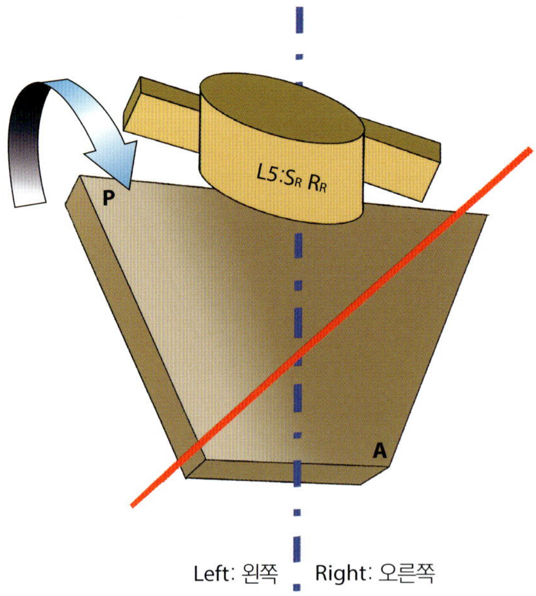

[**단, 양측 평발화 현상을 동반한 골반의 전방경사 상태에서 위와 같은 결과가 발생할 수 있다**]

LOR 유형의 천골 비틀림 기능부전증은 천골이 오른쪽 경사축을 중심으로 왼쪽으로 회전하며 반대-고개숙임한 상태에서 발생한다. 따라서 골반의 불안정상태인 LOR 유형을 안정 방향인 천골의 오른쪽 회전과 천골의 고개숙임을 유발하는 것이 교정 치료의 핵심이다.

LOR 유형은 천골이 왼쪽으로 회전된 상태이기 때문에 치료의 방향은 반대방향인 오른쪽 회전이 된다. 그러나 천골을 직접적으로 회전시키는 것이 어렵기 때문에 요추와 천골은 상대적으로 반대방향으로 회전한다는 요천추 움직임(Lumbosacral motion, 스크류 움직임)에 따라 간접적으로 환자의 허리를 왼쪽으로 회전시켜 천골의 오른쪽 회전을 일으켜준다.

LOR 유형은 천골이 반대-고개숙임 되어 있는 상태이기 때문에 치료의 방향은 반대 방향인 앞쪽, 고개숙임이 된다. 그러나 천골을 직접적으로 고개숙임을 시키는 것이 어렵기 때문에 환자의 허리를 'L자 모양'으로 신전시켜 간접적으로 천골의 고개숙임 상태를 만들어준다.

천골의 과도한 비틀림을 정상범위로 회복시키기 위해 움직임이 제한되어 있는 경계 범위를 새롭게 증가시켜주어야 한다. 즉, 천골을 오른쪽으로 회전시키기 위해서 시술자는 환자의 왼쪽 골반을 고정시킨 상태에서 왼쪽 어깨 부위를 뒤로 밀어 허리에 왼쪽 회전을 증가시킨다. 천골의 고개숙임 상태를 만들어주기 위해서는 환자의 허리를 'L자 모양'으로 신전시킨 후 환자의 양 무릎을 90도로 굴곡시켜 시술자의 오른발을 환자의 양 무릎 밑에 넣어 고정시킨다. 그리고 환자의 다리를 뒤로 밀면서 요추의 신전을 증가시키면서 천골의 고개숙임 각도를 더욱 증가시킬 수 있게 한다.

천골의 오른쪽으로 회전시키면서 움직임을 유도하기 위한 고유수용감각 신호 자극이 필요하다. 따라서 천골 JET 교정 시 앞의 순서대로 교정 치료를 진행한 후 마지막으로 천골 기저부의 왼쪽을 가볍게 두드려준다.

LOR 유형의 천골 JET 교정방법을 정리해보면 다음과 같다.

첫 번째, 치료자는 환자의 앙와위 자세를 기준으로 장골의 전방회전을 의미하는 페이버 검사 양성인 오른쪽에 선다.

두 번째, 환자를 오른쪽 측와위로 눕게 한 후 환자의 허리를 'L자 모양'으로 신전시킨 후 환자의 양 무릎을 90도로 굴곡시켜 시술자의 오른쪽 발을 환자의 양 무릎 밑에 넣어 고정시킨다.

세 번째, 치료자는 환자의 왼쪽 골반을 고정시킨 상태에서 왼쪽 어깨 부위를 뒤로 밀어 요추의 왼쪽 회전을 증가시켜 천골의 오른쪽 회전을 일으켜준다.

네 번째, 치료자는 오른쪽 발을 이용하여 환자의 다리를 뒤로 밀면서 요추의 신전을 증가시키며 천골 기저부의 왼쪽을 가볍게 두드려준다.

[그림8-14-1] LOR 유형의 천골 JET 교정 치료법

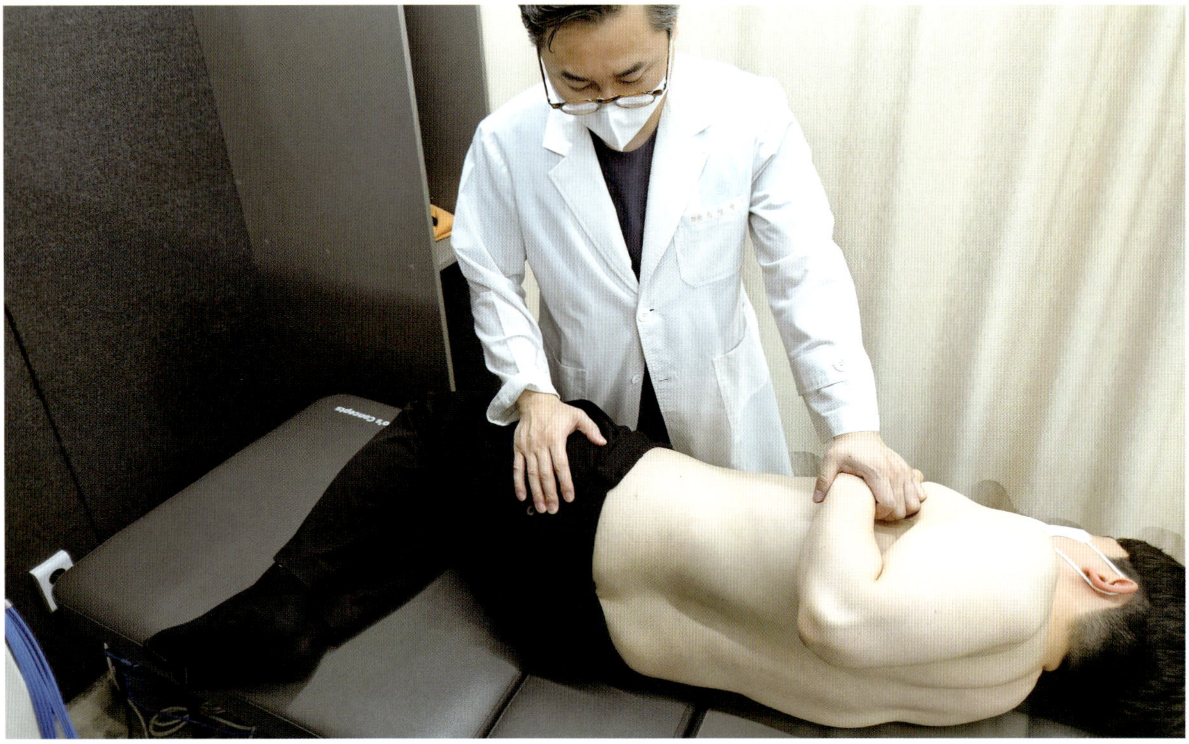

[그림8-14-2] LOR 유형의 천골 JET 교정 치료법

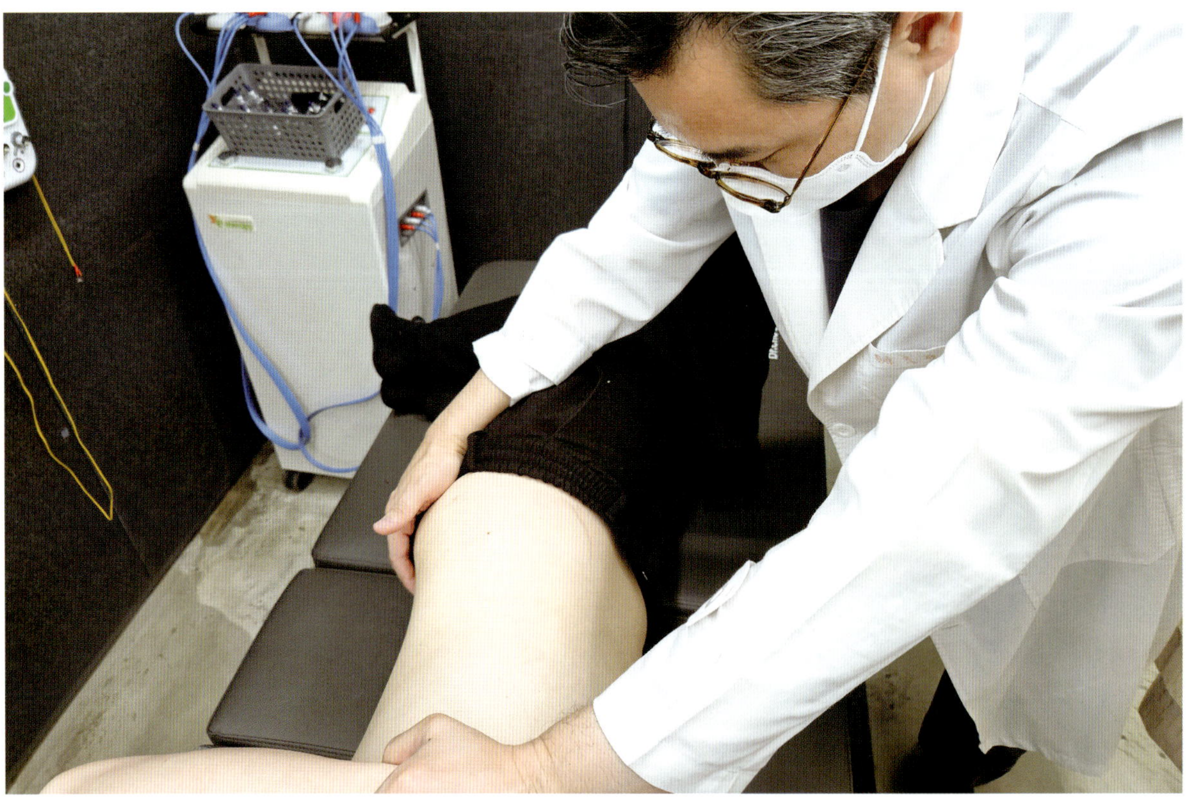

[그림8-14-3] LOR 유형의 천골 JET 교정 치료법

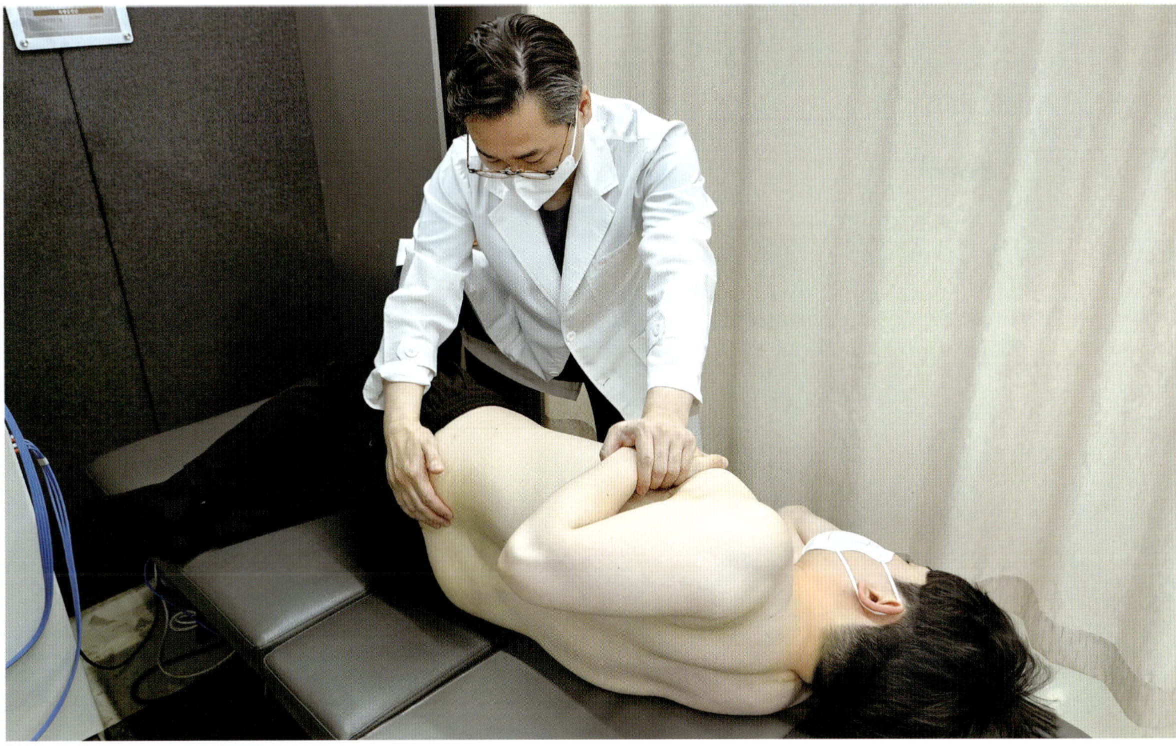

[표8-3] JET 교정 시 생역학적 기전

	천골의 교정 방향		요추의 교정 방향		자세	천골 자극
LOL	오른쪽 회전	반대고개숙임	왼쪽 회전	굴곡	새우	좌측 기저부
ROL	왼쪽 회전	고개숙임	오른쪽 회전	신전	L	우측 기저부
ROR	왼쪽 회전	반대고개숙임	오른쪽 회전	굴곡	새우	우측 기저부
LOR	오른쪽 회전	고개숙임	왼쪽 회전	신전	L	좌측 기저부

[**단, 양측 평발화 현상을 동반한 골반의 전방경사 상태에서 위와 같은 결과가 발생할 수 있다**]

2) Biomechanical Drop Technique(BDT)

(1) 안정상태에서 BDT의 치료적 접근법

안정상태에서 LOL 유형의 천골 비틀림은 천골의 좌측 경사축을 중심으로 좌측으로 과도하게 회전된 상태를 말하고, 천골의 고개숙임이 과도하게 발생하는 기능이상을 말한다. 또한 양측 평발화 현상을 동반한 LOL 유형의 천골 비틀림에서는 골반내 비틀림에서 우측 장골의 전방회전과 좌측 장골의 후방회전이 발생하고, 우측 고관절의 과도한 내회전과 좌골 고관절의 상대적인 외회전이 발생하게 된다. 천골 비틀림에 대한 치료적 접근법은 과도한 회전과 고개숙임의 움직임 장애를 회복시키고, 움직임 장애로 인한 통증을 함께 조절하는 것이다.

LOL 유형의 천골 비틀림에서 천골의 치료적 접근법은 천골의 과도한 좌측 회전을 회복시키기 위해서 천골의 우측 회전을 발생시키는 것이고, 천골의 과도한 고개숙임을 회복시키기 위해서 천골의 반대고개숙임을 발생시키는 것이다. 치료 방향은 천골의 우측 회전과 반대고개숙임을 인위적으로 유발하는 것이다.

LOL 유형의 천골 비틀림에서 장골의 치료적 접근법은 양측 장골들의 균형을 조절하기 위해 복와위에서 좌측으로 후방회전된 장골을 전방으로 회전시키는 것이다. 치료 방향은 천골의 반대고개숙임과 함께 좌측 장골의 전방회전을 인위적으로 유발하는 것이다.

[그림8-15] 요천추 접합부의 움직임과 천골의 회전 교정

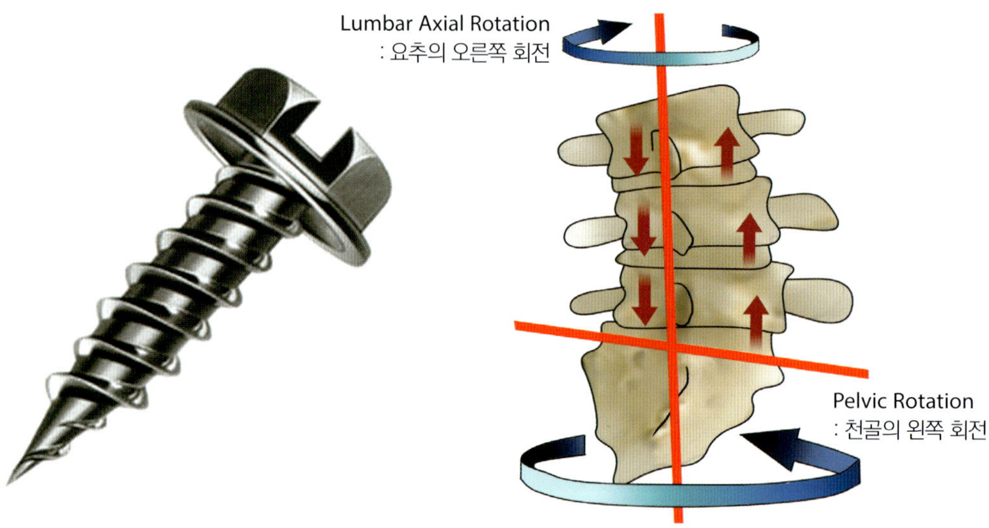

요추와 천골의 회전 움직임은 서로 반대 방향이다. 만약 요추가 좌측으로 회전한다면 천골은 움직임이 발생하지 않아도 상대적으로 천골이 우측으로 회전하는 움직임이 일어나게 된다. LOL 유형의 천골 비틀림은 천골이 좌측으로 과도하게 회전을 했기 때문에 치료방향은 우측으로 천골을 회전시켜야 한다. 하지만 천골을 직접적으로 교정할 수 없기 때문에 요추를 좌측으로 회전시켜 교정하게 된다.

LOL 유형의 천골 비틀림에서 BDT는 측와위에서 천골의 우측 회전과 반대고개숙임을 향해 드롭을 시행하고, 복와위에서 좌측 장골의 전방회전과 반대고개숙임을 향해 드롭을 시행한다. 임상에서 천골을 교정할 때 천골의 회전 움직임을 직접적으로 교정할 수 없다. 그렇기 때문에 나사못처럼 움직이는 요천추 접합부의 움직임을 통해 요추의 움직임으로 천골을 교정하게 된다. 요천추 접합부의 움직임은 요추가 한 방향으로 회전을 할 때, 천골은 움직이지 않더라도 천골의 입장에서 요추와 반대 방향으로 회전이 발생하는 것으로 인식된다. LOL 유형의 천골 비틀림에서 천골의 우측 회전은 요추의 좌측 회전을 통해서 간접적으로 교정치료를 시행할 수 있다.

LOL 유형의 천골 비틀림에서 측와위 골반의 BDT 교정방향은 허리의 좌측 회전을 통해 천골의 우측 회전을 간접적으로 발생시키고, 허리의 굴곡을 통해 천골의 반대고개숙임을 간접적으로 발생시키는 것이다. 그리고 시술자는 환자의 앙와위 자세 기준으로 장골의 전방회전을 의미하는 페이버 검사 양성인 우측 위치에 선다. 페이버 검사 양성은 수동적 고관절굴곡검사, 고관절 신전 활성화검사를 통해 재확인을 할 수 있다. 그리고 페이버 검사 양성은 장골의 전방회전에 대한 보상작용으로 고관절의 과도한 내회전을 의미하고, 골반내 비틀림에서 장골의 전방회전에 따른 상대적인 천골의 반대고개숙임을 의미한다. LOL 유형의 천골 비틀림은 안정상태이지만, 페이버 검사 양성인 우측의 천장관절은 상대적으로 불안정한 상태로 허리에서 기인한 통증이 우측에서 발생할 가능성이 높다.

[그림8-16] LOL 유형의 천골 비틀림에서 측와위 골반의 BDT

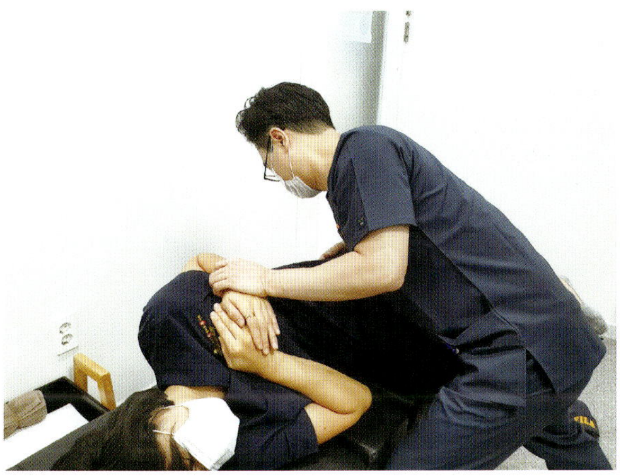

Ⓐ 측와위에서 요추의 좌측 회전을 통해 천골을 우측 회전방향으로 교정하기 위해 환자의 좌측 어깨를 잡고 밀어서 고정한다.

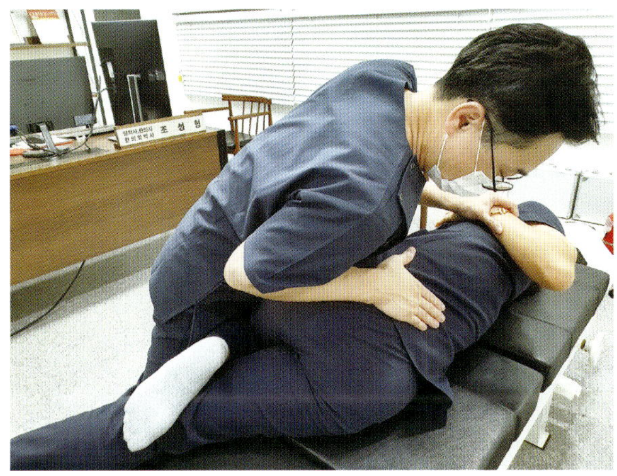

Ⓑ 천골의 과도한 고개숙임을 교정하기 위해 허리 굴곡자세에서 좌측 좌골을 시술자를 향해 아래로 당기고, 천골 반대고개숙임을 만들기 위해 치료자의 우측 손으로 골반을 고정한다.

LOL 유형의 천골 비틀림에서 측와위 골반의 BDT 교정 순서는 아래와 같다.

첫 번째, 환자의 앙와위 자세 기준으로 우측으로 누운 측와위에서, 치료자는 환자의 좌측 무릎을 구부려서 곧게 뻗은 우측 발의 오금 부위에 올려놓는다.

두 번째, 천골의 우측 회전을 위해서 간접적으로 허리를 좌측으로 회전시킨다.

세 번째, 천골을 반대고개숙임 방향으로 교정하기 위해서 간접적으로 허리의 굴곡자세를 만든다.

네 번째, 치료자의 좌측 손은 환자의 좌측 어깨를 잡고 밀어서 고정시켜 허리의 좌측 회전을 유지한다.

다섯 번째, 치료자의 우측 손은 엄지손가락이 머리 방향을 향하도록 하고 상완부로 환자의 좌측 장골의 고관절 후면부에 접촉하여 치료자 방향으로 골반을 당겨 고정시킨 자세를 유지한다.

여섯 번째, 다섯 번째와 같이 좌측 손과 우측 손으로 환자의 몸이 트위스트된 잠김 현상을 만들어주고 허리의 굴곡자세를 유지하며 드롭교정을 시행한다.

일곱 번째, 여섯 번째 순서에 따라 환자의 좌측 장골에 접촉된 치료자의 우측 상완부 쪽으로 상체의 힘을 실으면서 요추의 드롭교정을 시행한다. 이때 드롭의 방향은 허리를 향하는 것이 아니라 천골 비틀림 방향을 따라 우측 고관절을 향해 시행한다.

[그림8-17] LOL 유형의 천골 비틀림에서 복와위 골반의 BDT

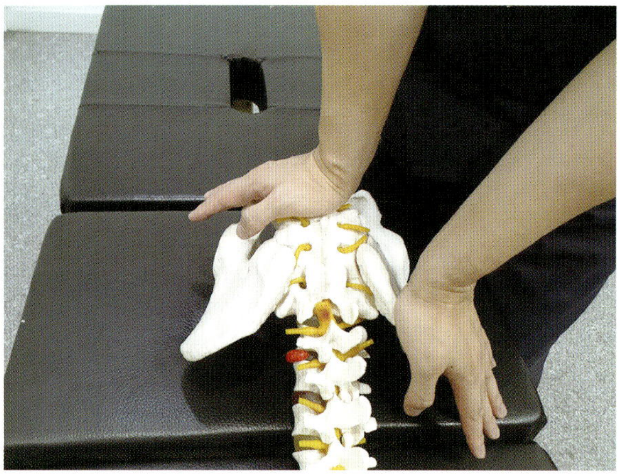

A 후방회전된 좌측 장골을 치료자의 좌측 손으로 접촉하고, 과도하게 고개숙임된 천골의 첨부를 치료자의 우측 손으로 접촉한다.

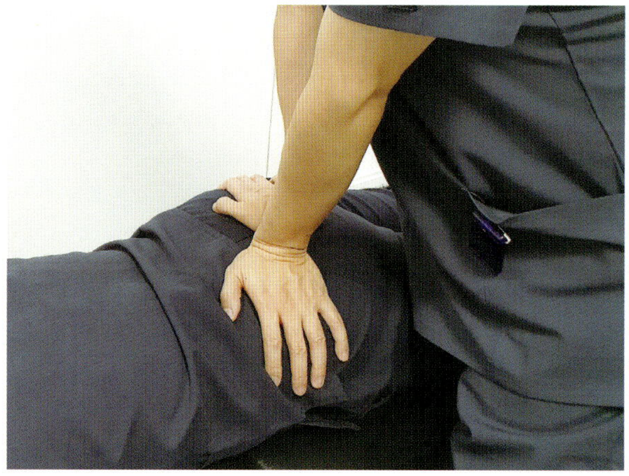

B 복와위에서 좌측 장골의 접촉점에 힘의 부하를 60%, 천골의 첨부에 힘의 부하를 40% 정도를 가해 드롭 교정을 시행한다.

LOL 유형의 천골 비틀림에서 복와위 골반의 BDT 교정 순서는 아래와 같다.

첫 번째, 복와위에서 후방회전된 좌측 장골을 전방으로 향해 드롭교정을 시행한다.

두 번째, 좌측 손을 좌측 장골의 PSIS의 외측면에, 우측 손을 천골의 첨부(Apex)에 접촉하고 천골을 반대고개숙임 하는 방향으로 드롭교정을 시행한다.

세 번째, 좌측 장골의 접촉점에 힘의 부하를 60%, 천골의 첨부에 힘의 부하를 40% 정도 가한다.

복와위 골반의 BDT에서 천골의 첨부에 힘의 부하를 가하는 이유는 천골의 반대고개숙임을 유발하는 것이고, 좌측 장골의 힘의 부하를 가하는 이유는 후방회전된 좌측 장골을 전방으로 보내기 위한 것이다.

(2) 불안정상태에서 BDT의 치료적 접근법

불안정상태에서 LOR 유형의 천골 비틀림은 천골이 우측 경사축을 중심으로 좌측으로 과도하게 회전하고, 천골의 반대고개숙임으로 인해 디스크내 과부하가 발생하는 기능이상을 말한다. 양측 평발화 현상을 동반한 골반내 비틀림에서 LOR 유형의 천골 비틀림으로 인해 우측 장골의 전방회전과 좌측 장골의 후방회전이 발생하고, 우측 고관절의 과도한 내회전과 좌골 고관절의 상대적인 외회전이 발생하게 된다.

LOR 유형의 천골 비틀림에서 천골에 대한 치료적 접근법은 천골의 과도한 좌측 회전을 회복시키기 위해서 천골의 우측 회전을 발생시키는 것이고, 천골의 반대고개숙임을 회복시키기 위해서 천골의 고개숙임을 발생시키는 것이다. 치료 방향은 허리의 안정화를 위해 천골의 우측 회전과 고개숙임을 인위적으로 유발하는 것이다.

LOR 유형의 천골 비틀림에서 장골에 대한 치료적 접근법은 양측 장골들의 균형을 조절시키기 위해서 복와위에서 좌측으로 후방회전된 장골을 전방으로 회전시키는 것이다. 치료 방향은 허리의 안정화를 위해 천골의 고개숙임과 함께 장골의 전방회전을 인위적으로 유발하는 것이다.

[그림8-18] 일반으로 시행되는 드롭교정에서 금기증

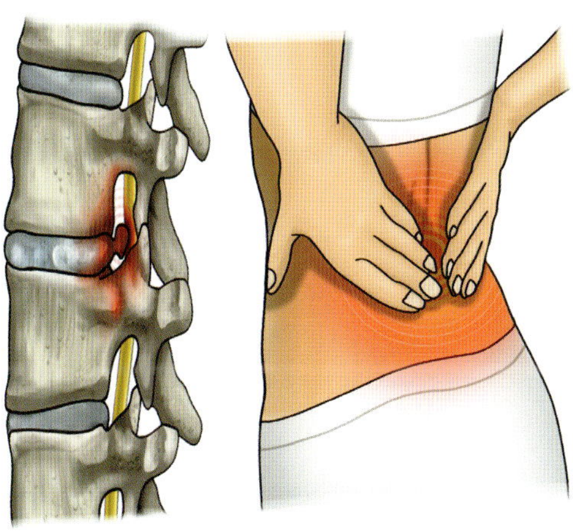

Ⓐ 디스크 팽윤이나 돌출로 인한 경막 또는 신경뿌리 자극 시 극심한 허리통증이나 좌골신경통이 발생한다. 이러한 증상이 있는 경우 일반적으로 드롭 교정은 금기로 여겨진다.

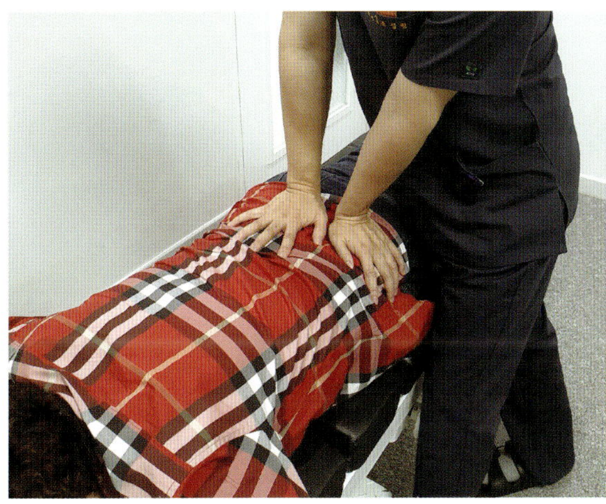

Ⓑ BDT는 직접적인 허리 자극을 가하지 않고 골반을 중심으로 교정하기 때문에 디스크 팽윤이나 돌출로 인한 증상에서 드라마틱한 효과를 기대할 수 있다.

측와위에서 좌측 장골의 전방회전을 통한 골반의 드롭교정과 복와위에서 천골 기저부의 전방으로 향한 드롭교정을 통해 간접적으로 허리의 전만을 유도하고, 허리를 안정화한다. 그리고 이러한 측와위와 복와위에서의 드롭교정은 천골의 고개숙임을 유도하고, 허리의 직접적인 자극으로 인하여 발생하는 디스크내 충격을 피할 수 있다.

LOR 유형의 천골 비틀림에서 BDT는 측와위에서 천골의 우측 회전과 고개숙임을 향해 드롭을 시행하고, 복와위에서 좌측 장골의 전방회전과 천골 고개숙임을 향해 드롭을 시행한다. LOR 유형의 천골 비틀림에서 천골의 우측 회전은 요추의 좌측 회전을 통해 간접적으로 교정치료를 시행할 수 있다.

LOR 유형의 천골 비틀림에서 측와위 골반의 BDT 교정방향은 허리의 좌측 회전을 통해 천골의 우측 회전을 간접적으로 발생시키고, 허리의 신전 유지를 통해 천골의 고개숙임을 간접적으로 발생시킨다. 그리고 시술자는 환자의 앙와위 자세 기준으로 전방회전을 의미하는 페이버 검사 양성인 환자의 우측 위치에 선다. LOR 유형의 천골 비틀림은 불안정상태로 페이버 검사 양성인 우측의 천장관절이 좀더 과하게 불안정한 상태로 유지되고, 따라서 허리에서 기인한 통증이 우측에서 발생할 가능성이 높다.

[그림8-19] LOR 유형의 천골 비틀림에서 측와위 골반의 BDT

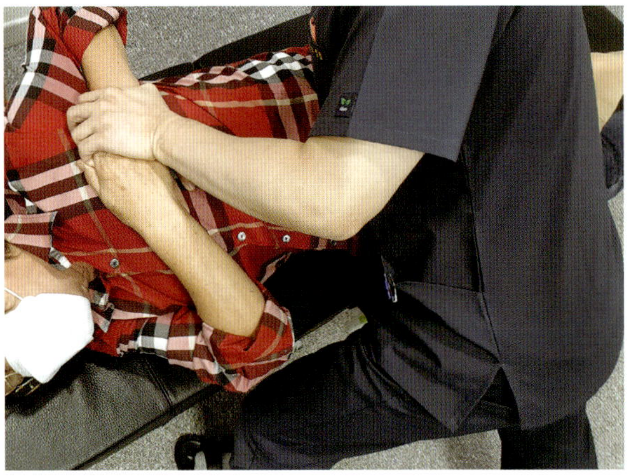

Ⓐ 측와위에서 요추의 좌측 회전을 통해 천골을 우측 회전방향으로 교정하기 위해 환자의 좌측 어깨를 잡고 밀어서 고정한다.

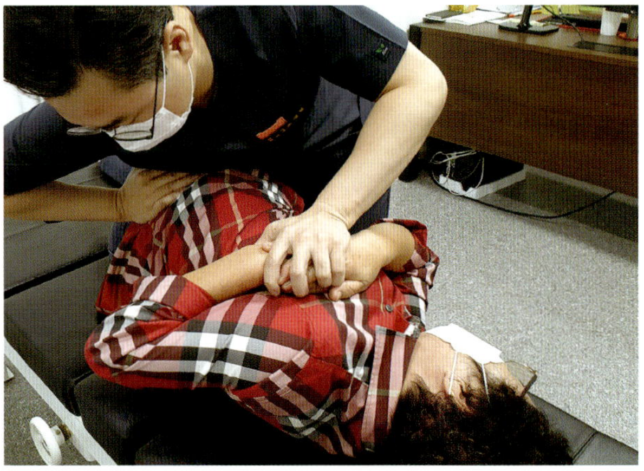

Ⓑ 천골의 과도한 반대고개숙임을 교정하기 위해 좌측 엉덩이를 잡고 전방으로 밀고, 천골 고개숙임을 만들기 위해 치료자의 우측 손으로 환자의 좌측 장골을 고정한다.

LOR 유형의 천골 비틀림에서 측와위 골반의 BDT 교정 순서는 아래와 같다.

첫 번째, 환자의 앙와위 자세 기준으로 우측으로 누운 측와위에서 치료자는 환자의 좌측 무릎을 구부려서 곧게 뻗은 우측 발의 오금부위에 올려놓는다.

두 번째, 천골의 우측 회전을 위해서 간접적으로 허리를 좌측으로 회전시킨다.

세 번째, 천골을 고개숙임 방향으로 교정하기 위해서 간접적으로 허리의 신전자세를 유지한다.

네 번째, 치료자의 좌측 손은 환자의 어깨를 잡고 밀어서 고정시켜 허리의 좌측 회전을 유지한다.

다섯 번째, 치료자의 우측 손은 엄지손가락이 환자의 발을 향하도록 하고 수근부를 천골의 좌측 기저부와 좌측 장골의 PSIS 사이에 접촉한 뒤 천골 좌측 기저부를 고개숙임 시키는 방향으로 힘이 전달되도록 상완부의 방향을 유지한다.

여섯 번째, 다섯 번째와 같이 좌측 손과 우측 손으로 환자의 몸이 트위스트된 잠김 현상을 만들어주고 허리의 신전 자세를 유지하며 드롭교정을 시행한다.

일곱 번째, 여섯 번째 순서에 따라 환자의 좌측 장골에 접촉된 치료자의 우측 상완부의 전방으로 향하는 힘을 유지하면서, 치료자는 환자의 좌측 고관절에 상체의 힘을 실어 요추의 드롭교정을 시행한다. 이때 드롭의 방향은 허리를 향하는 것이 아니라 천골 비틀림의 방향을 따라 우측 고관절을 향해 시행한다.

[그림8-20] LOR 유형의 천골 비틀림에서 복와위 골반의 BDT

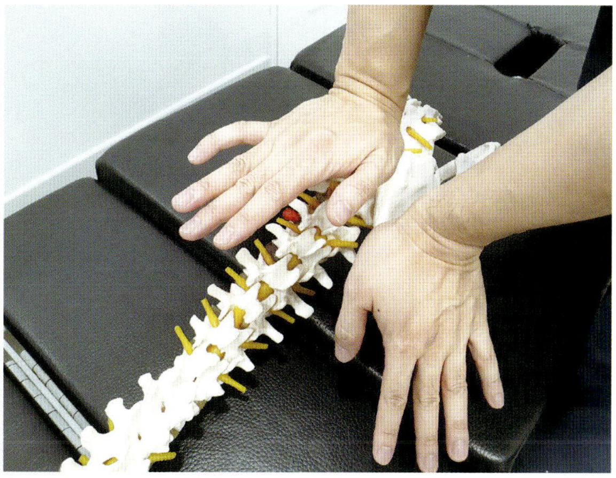

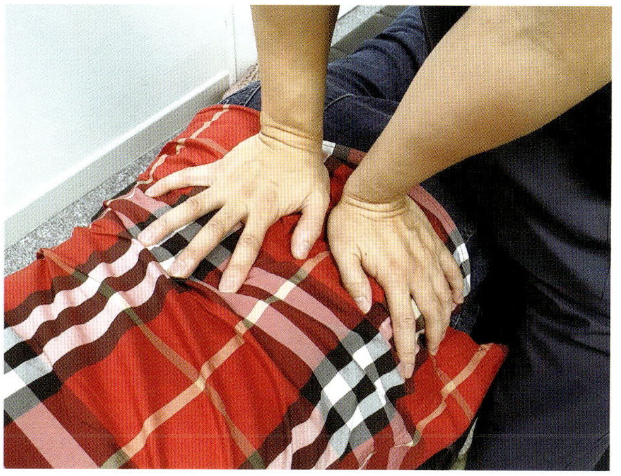

Ⓐ 후방회전된 좌측 장골을 치료자의 좌측 손으로 접촉하고, 반대고개숙임된 천골의 기저부를 치료자의 우측 손으로 접촉한다.

Ⓑ 복와위에서 좌측 장골의 접촉점에 힘의 부하를 80%, 천골의 기저부에 힘의 부하를 20% 정도를 가해 드롭 교정을 시행한다.

LOR 유형의 천골 비틀림에서 복와위 골반의 BDT 교정 순서는 아래와 같다.

첫 번째, 복와위에서 후방회전된 좌측 장골을 전방으로 향해 드롭교정을 시행한다.

두 번째, 좌측 손으로 좌측 장골의 PSIS에, 우측 손으로 천골의 기저부(Base)에 접촉하고 천골을 고개숙임하는 방향으로 드롭교정을 시행한다.

세 번째, 좌측 장골에 힘의 부하를 80%, 천골의 기저부에 힘의 부하를 20% 정도 가한다.

복와위 골반의 BDT에서 천골의 기저부에 힘의 부하를 가하는 이유는 천골의 고개숙임을 유발하는 것이고, 좌측 장골의 힘의 부하를 가하는 이유는 후방회전된 좌측 장골을 전방으로 보내기 위한 것이다. 그리고 불안정상태에서 복와위 드롭교정은 과민한 허리의 자극을 줄이기 위해서 천골의 기저부에 힘의 부하를 20% 정도만 가하는 것이다.

아래 표에 천골 비틀림 유형에 따른 BDT를 안정상태와 불안정상태에 따라 임상에서 좀더 쉽게 적용할 수 있도록 정리하였다.

[표8-4] 천골 비틀림 유형에 따른 BDT 교정 치료법

	치료자 위치	측와위 골반교정	복와위 골반 교정
LOL 유형의 천골 비틀림 (안정상태)	앙와위시 환자의 우측 (페이버 검사의 양성 및 상대적으로 통증이 있는 쪽이 우측)	① 허리의 굴곡과 좌측 회전을 유지 ② 천골의 반대고개숙임을 유지 ③ 좌측 골반위에서 드롭교정	① 천골의 반대고개숙임을 위한 드롭교정 ② 좌측 장골의 전방을 향한 드롭교정 ③ 장골:천골 = 6:4
ROR 유형의 천골 비틀림 (안정상태)	앙와위시 환자의 좌측 (페이버 검사의 양성 및 상대적으로 통증이 있는 쪽이 좌측)	① 허리의 굴곡과 우측 회전을 유지 ② 천골의 반대고개숙임을 유지 ③ 우측 골반위에서 드롭 교정	① 천골의 반대고개숙임을 위한 드롭교정 ② 우측 장골의 전방을 향한 드롭교정 ③ 장골:천골 = 6:4
LOR 유형의 천골 비틀림 (불안정상태)	앙와위시 환자의 우측 (페이버 검사의 양성 및 상대적으로 통증이 있는 쪽이 우측)	① 허리의 신전과 좌측 회전을 유지 ② 천골의 고개숙임을 유지 ③ 좌측 골반위에서 드롭교정	① 천골의 고개숙임을 위한 드롭교정 ② 좌측 장골의 전방 을 향한 드롭교정 ③ 장골:천골 = 8:2
ROL 유형의 천골 비틀림 (불안정상태)	앙와위시 환자의 좌측 (페이버 검사의 양성 및 상대적으로 통증이 있는 쪽이 좌측)	① 허리의 신전과 우측 회전을 유지 ② 천골의 고개숙임을 유지 ③ 우측 골반위에서 드롭교정	① 천골의 고개숙임을 위한 드롭교정 ② 우측 장골의 전방 을 향한 드롭교정 ③ 장골:천골 = 8:2

[**단, 양측 평발화 현상을 동반한 골반의 전방경사 상태에서 위와 같은 결과가 발생할 수 있다**]

3) 천장관절의 저가동성에 따른 장골의 관절가동술(Hypomobile innominate mobilization) -천장관절 구조적 부정렬의 치료적 접근법

허리의 전방굴곡이라는 기능적 움직임에서 양측 장골은 전방회전되어야 한다.

만약 편측 천장관절의 구조적 부정렬로 인해 과도한 저가동성이 동반되면 저가동된 편측 장골은 전방회전이 되어야 하는 움직임이 잘 일어나지 못한다. 이로 인해 천장관절의 기능적 움직임 장애가 발생하며 골반내 비틀림 이상으로 인하여 요추-골반-고관절 복합체의 기능적 움직임 장애가 더욱 심화될 수 있다. 천장관절의 저가동성에 따른 장골의 관절가동술은 저가동성이 있는 편측 장골의 가동성을 회복시키기 위한 치료법이다.

저가동된 장골의 가동성을 회복하기 위해서는 먼저 장골의 가동 방향을 알아야 한다.

즉, 천장관절이 이루는 경사면의 각도를 파악해야 하는데 천골과 장골이 이루는 각도는 예각, 직각 그리고 둔각으로 이루어져 있으며, 임상에서는 대부분 둔각과 직각 형태의 경사면을 볼 수 있다.

각도를 파악하기 위해서는 환자를 앙와위 자세로 눕힌 후 먼저 검사할 쪽의 PSIS에 검사자의 손바닥을 대고 동측의 ASIS에 다른 손으로 힘을 주어 천장관절을 고정시킨다. 그리고 고정된 상태에서 예각, 직각 그리고 둔각 방향으로 힘의 부하를 주어서 천장관절 움직임의 여부를 파악한다.

[그림8-21] 천장관절 경사면 각도 검사 방법

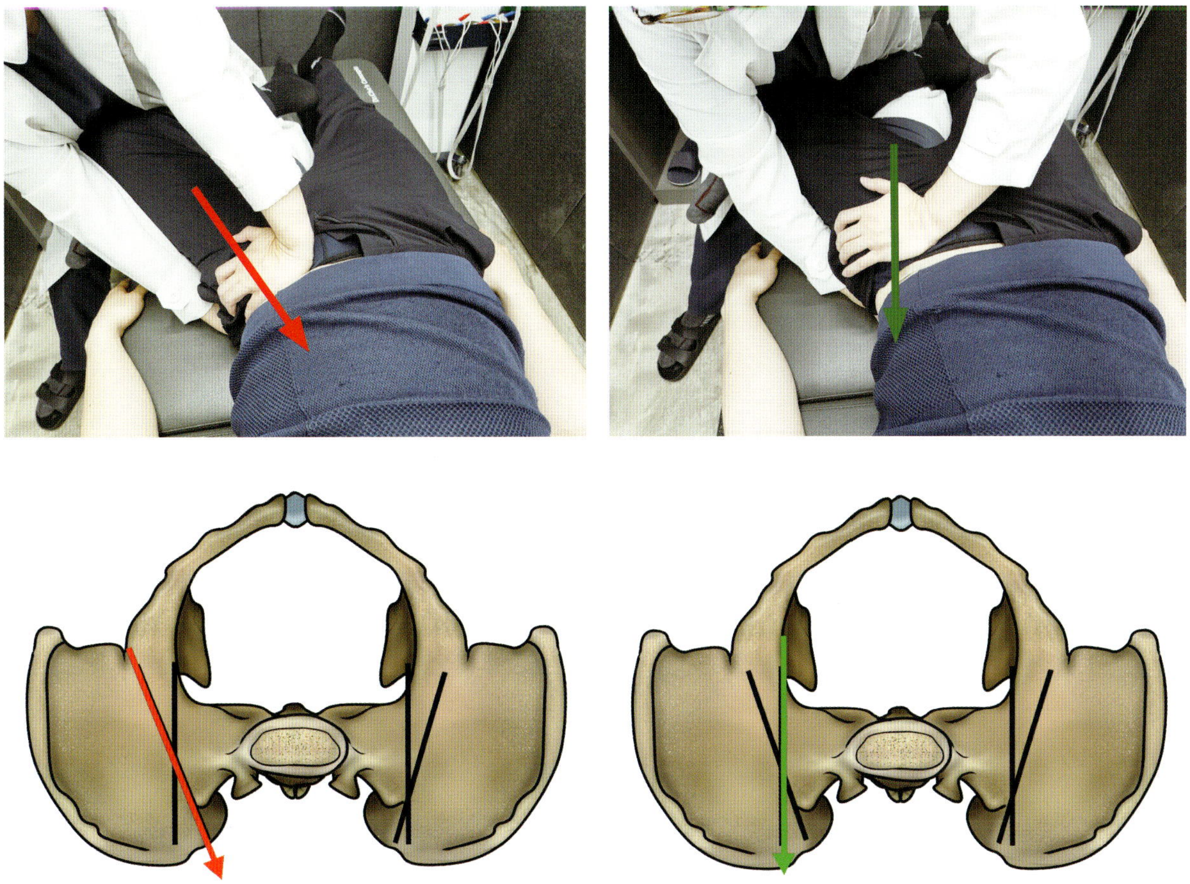

검사할 쪽의 PSIS에 손바닥을 대고 동측의 ASIS에 다른 손으로 힘을 주어 천장관절을 고정시킨 상태에서
둔각, 직각 방향으로 힘의 부하를 주어서 천장관절 움직임의 여부를 파악한다.
[**단, 양측 평발화 현상을 동반한 골반의 전방경사 상태에서 위와 같은 결과가 발생할 수 있다**]

위의 검사로 각도를 파악한 후 장골의 관절가동술을 시행하며, LOR+ 천골 비틀림 유형으로 저가동된 좌측 장골의 가동성을 회복시키기 위한 교정 방법은 아래와 같다.

첫 번째, 환자는 기립자세로 있고, 치료자는 환자의 저가동된 좌측 천장관절 측에 앉은 자세로 위치한다.

두 번째, 치료자는 우측 손의 장근부를 환자의 좌측 장골 PSIS 약간 내측에 접촉하고, 검사 시 파악한 천장관절의 각도를 고려하여 장근부가 향하는 방향을 설정한다.

세 번째, 치료자의 좌측 손바닥을 환자의 배에 접촉하고, 치료자의 좌측 뺨을 환자의 등에 접촉하며, 치료자의 양다리 사이에 환자의 좌측 다리를 고정시켜 안정화한다.

네 번째, 환자는 양 무릎을 살짝 구부리며 허리의 전방굴곡을 하고, 동시에 치료자는 우측 장근부로 저가동된 좌측 장골이 전방회전되는 활주를 돕는다. 이때 허리의 전방굴곡의 정상적인 움직임 패턴을 유지하는 것이 중요하다. 환자가 습관적인 스쾃 자세를 유지하거나, 통증으로 인해 스쾃 자세를 취한다면 반드시 전방굴곡에 대한 움직임 패턴을 수정해준 후 이 기법을 시행하도록 한다.

다섯 번째, 허리의 전방굴곡과 함께 저가동성된 장골을 전방회전시키는 활주를 마지막 지점에서 3초 정도 정지한 후 안정화를 유지하며 제자리에 돌아온다. 이를 3~4회 반복한다.

[그림8-22] LOR+ 천골 비틀림 유형에서의 저가동성된 장골의 관절가동술

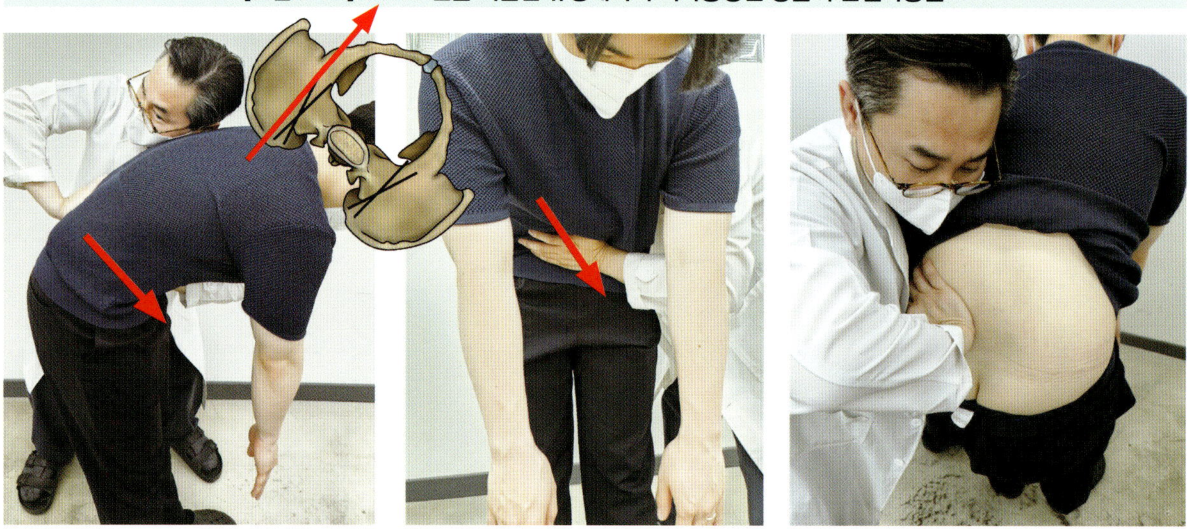

3. 고관절의 기능적 접근법

고관절의 기능적 접근법인 고관절 내회전 관절가동술은 천장관절의 기능적 부정렬 상태에서만 사용하고 천장관절의 구조적 부정렬이 있는 경우 임상에서 시행하지 않는다. 고관절의 움직임은 천장관절의 저가동성과 연관되는 경우 기존의 생역학적 법칙을 따르지 않기 때문에 논란의 여지가 있다.

고관절 굴곡 가동술은 천장관절의 기능적 부정렬 상태와 구조적 부정렬 상태에서 모두 시행하며 두 경우 모두 장골이 전방회전된 쪽의 고관절을 교정한다.

1) 고관절 내회전 관절가동술

보행 시 대퇴골 전방경사(Femoral anteversion)의 보상작용으로 인한 고관절의 내회전은 대퇴골두의 움직임 축이 관절구의 중심축을 향해 움직이게 한다. 또한 고관절이 내회전되어 외회전 움직임에 제한이 걸리기 때문에 페이버 검사 시 상대적으로 양성이 나온다. 일반적으로 관절가동술은 관절의 움직임 제한이 있는 경우 제한된 움직임의 가동범위를 늘려주는 것을 목표로 한다.

그러나 고관절의 경우 다른 관절과 달리 관골구(Acetabulum)의 구조적·기능적인 특징에 차이가 있어 일반적인 관절가동술의 규칙을 따르지 않는다. 대퇴골 전방경사로 인해 관골구의 중심축보다

전방으로 밀려나 있는 대퇴골두는 보행과 같은 복합적인 움직임을 위해 관골구의 중심축을 향해 움직여야 한다. 이러한 움직임은 결국 고관절을 내회전시키기 때문에 정상적으로 보행하기 위해서는 고관절의 내회전이 좀더 잘 일어나야 한다. 따라서 비록 페이버 검사에서 고관절의 외회전에 제한이 걸렸음에도 불구하고 고관절의 교정 치료 시 고관절 외회전 제한의 교정방향은 반대로 내회전 방향이 된다. 이러한 이유로 Dr. Cho's concepts에서는 고관절의 외회전 제한을 교정할 때 반대로 고관절의 내회전 관절가동술(Hip joint Internal Rotation Mobilization)을 통해 고관절의 기능부전증을 교정한다.

[그림8-23] 대퇴골 전방경사의 보상작용

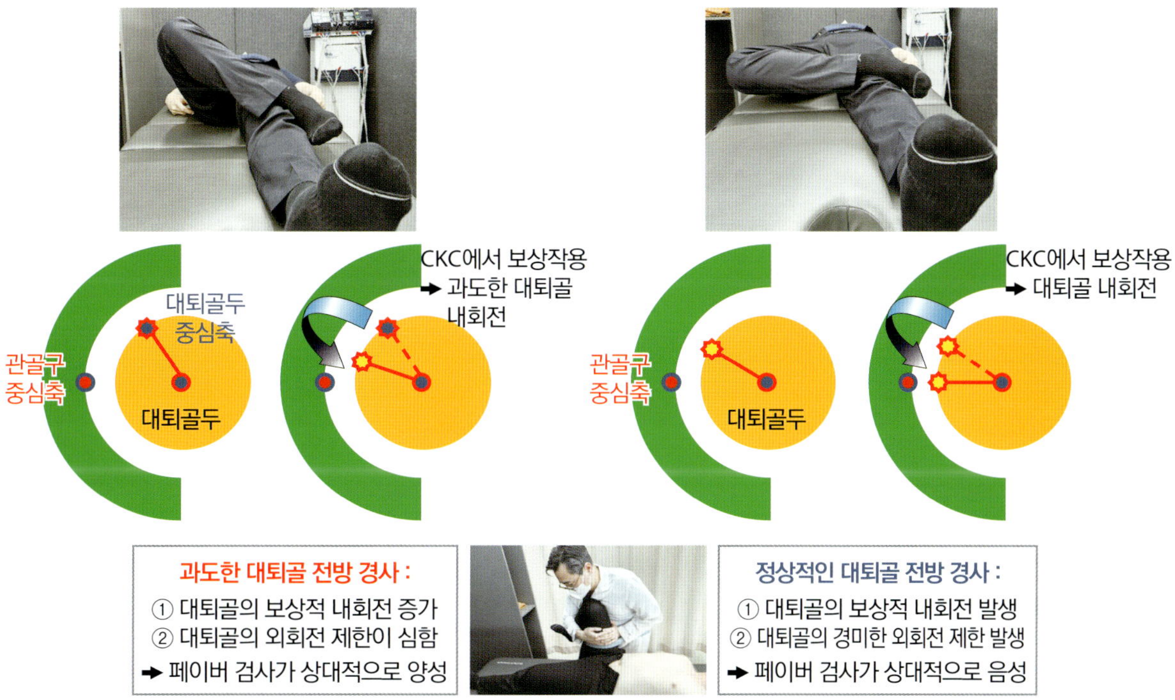

고관절 치료는 최대한 내회전 방향으로 교정을 해서 외회전 제한을 줄여준다

[**단, 양측 평발화 현상을 동반한 골반의 전방경사 상태에서 위와 같은 결과가 발생할 수 있다**]

고관절이 내회전되면 장골은 전방회전되고 천골은 상대적으로 반대-고개숙임이 되어 골반이 불안정해지기 때문에 허리에서 기인한 통증을 발생시키게 된다. 또한 정상적으로 고관절을 굴곡할 때 장골은 자연스럽게 후방회전되어야 하는데 이미 골반이 전방경사되어 있어 장골이 전방회전되는 경우, 고관절의 굴곡의 가동성에 제한이 걸려 움직임이 뻣뻣해지고 이로 인해 골반의 불안정성 또한 더욱 높아진다. 고관절의 기능부전증은 관절의 정렬 이상으로 인해 발생하기 때문에 고관절의 정렬 이상을 교정하기 위해 고관절의 내회전 관절가동술과 고관절의 굴곡 관절 가동술(Hip Joint Flexion Mobilization)을 시행한다. 이러한 고관절의 관절가동술은 고관절의 정렬 이상뿐만 아니라 장골의 전방회전을 교정하는 데도 의의가 있다. 고관절 내회전 관절가동술의 교정 방법은 다음과 같다.

첫 번째, 환자를 반듯하게 눕히고 장골의 전방회전을 의미하는 페이버 양성인 쪽에 서서 환자의 고관절을 굴곡시킨다.

두 번째, 치료자는 허리 아래에 교정 벨트를 매고 환자의 굴곡된 고관절에 교정 벨트를 감싼다.

세 번째, 치료자의 허리 아래와 환자의 고관절을 감싸고 있는 교정 벨트가 팽팽하게 긴장되도록 조여서 고관절의 견인을 유도한다.

네 번째 고관절이 안정적으로 움직일 수 있도록 양손으로 환자의 무릎을 감싼다.

다섯 번째, 치료자는 고관절을 교정벨트로 견인한 상태에서 한 발을 축으로 자연스럽게 반대 발을 움직이면서 고관절의 내회전을 유도한다.

여섯 번째, 위 과정을 3회 정도 반복하여 고관절 내회전의 가동범위를 점차 넓혀준다.

[그림8-24] LOL, LOR 유형의 고관절 내회전 관절가동술

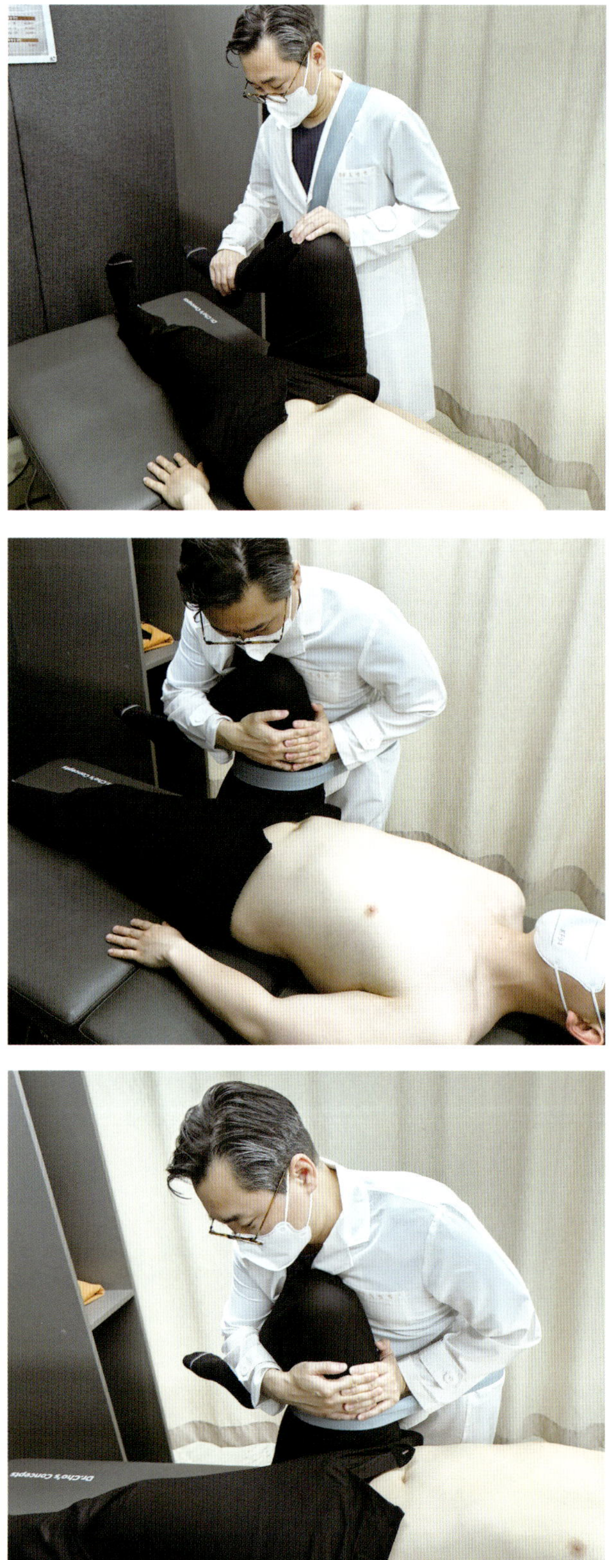

2) 고관절 굴곡 관절가동술

첫 번째, 치료자는 환자를 반듯하게 눕히고 장골이 전방회전된 쪽에 서서 환자의 고관절을 굴곡시킨다.

두 번째, 치료자는 허리 아래에 교정 벨트를 매고 환자의 굴곡된 고관절에 교정 벨트를 감싼다.

세 번째, 치료자의 허리 아래와 환자의 고관절을 감싸고 있는 교정 벨트가 팽팽하게 긴장되도록 조여서 고관절의 견인을 유도한다.

네 번째, 치료자는 한손으로 환자의 무릎을 잡고 반대 손으로 환자의 좌골결절 부위를 감싸고 고관절이 안정적으로 움직이게끔 한다.

다섯 번째, 치료자는 고관절을 교정벨트로 견인한 상태에서 장골의 후방회전을 유도하며 고관절을 조금 더 굴곡시킨다.

여섯 번째, 위 과정을 3회 정도 반복하여 고관절 굴곡의 가동범위를 점차 넓혀준다.

[그림8-25] LOL, LOR+ 유형의 고관절 굴곡 관절가동술

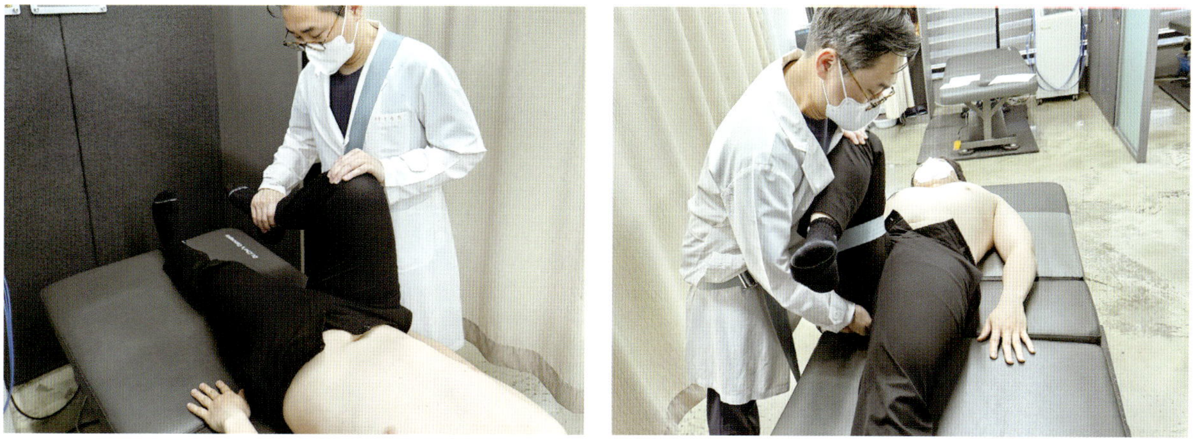

4. POS 시스템의 기능적 접근법

1) 족관절 등배굴곡을 동반한 고관절 견인

양측 POS 시스템의 불균형은 골반의 기능적 부정렬 또는 구조적 부정렬을 발생시키고, 양측 POS 시스템 중 생역학적으로 우세한 POS 시스템을 통해 골반을 안정화한다. 골반의 기능적 부정렬은 전방회전된 장골과 기능적으로 연결된 동측 고관절의 부정렬을 발생시키고, 전방회전된 장골에서 우세한 POS 시스템을 작용한다. 골반의 구조적 부정렬은 후방회전된 장골과 기능적으로 연결된 동측 고관절의 부정렬을 발생시키고, 후방회전된 장골에서 우세한 POS 시스템을 작용한다. 따라서 POS 시스템을 이용한 고관절 부정렬 교정은 ROL, LOR+의 천골 비틀림인 경우 좌측 고관절을 교정하며, LOR, ROL+의 천골 비틀림인 경우 우측 고관절을 교정한다.

골반의 기능적 부정렬과 구조적 부정렬에서 대둔근의 원심성 수축과 구심성 수축으로 인해 근약화가 발생하고, 협력근 우세반응으로 햄스트링의 과긴장과 함께 종아리 근육의 과긴장이 나타난다. 허리에서 기인한 통증은 통증을 회피하는 보행을 발생시키고, 뒤꿈치떼기(heel off)에서 특징적인 고관절 신전과 발목의 등배굴곡의 장애를 발생시킬 수 있다. 이때 족관절 등배굴곡을 동반한 고관절 견인 교정을 하면 이러한 발목의 등배굴곡의 장애 교정과 함께 긴장된 햄스트링과 종아리 근육을 이완하는 효과를 갖는다.

고관절의 부정렬을 교정하기 위한 족관절 등배굴곡을 동반한 고관절 견인 방법은 다음과 같다.

첫 번째, 환자는 앙와위로 눕고, 치료자는 교정하고자 하는 고관절 쪽에 선다. 보조자는 반대쪽 다리의 대퇴부를 지그시 눌러 교정 시 골반이 뜨지 않도록 안정화한다.

두 번째, 양손이나 팔꿈치를 이용하여 발목이 등배굴곡될 수 있도록 고정하며 동시에 고관절을 견인한다.

세 번째, 발목의 등배굴곡과 고관절 견인을 유지하며 고관절 굴곡을 저항점까지 증가시킨다. 이 지점에서 3초 정도 고정한다. 이때, 환자의 무릎이 신전 상태가 유지될 수 있도록 무릎을 이용하여 환자의 하지를 압박한다.

[그림8-26] 족관절 등배굴곡을 동반한 고관절 견인

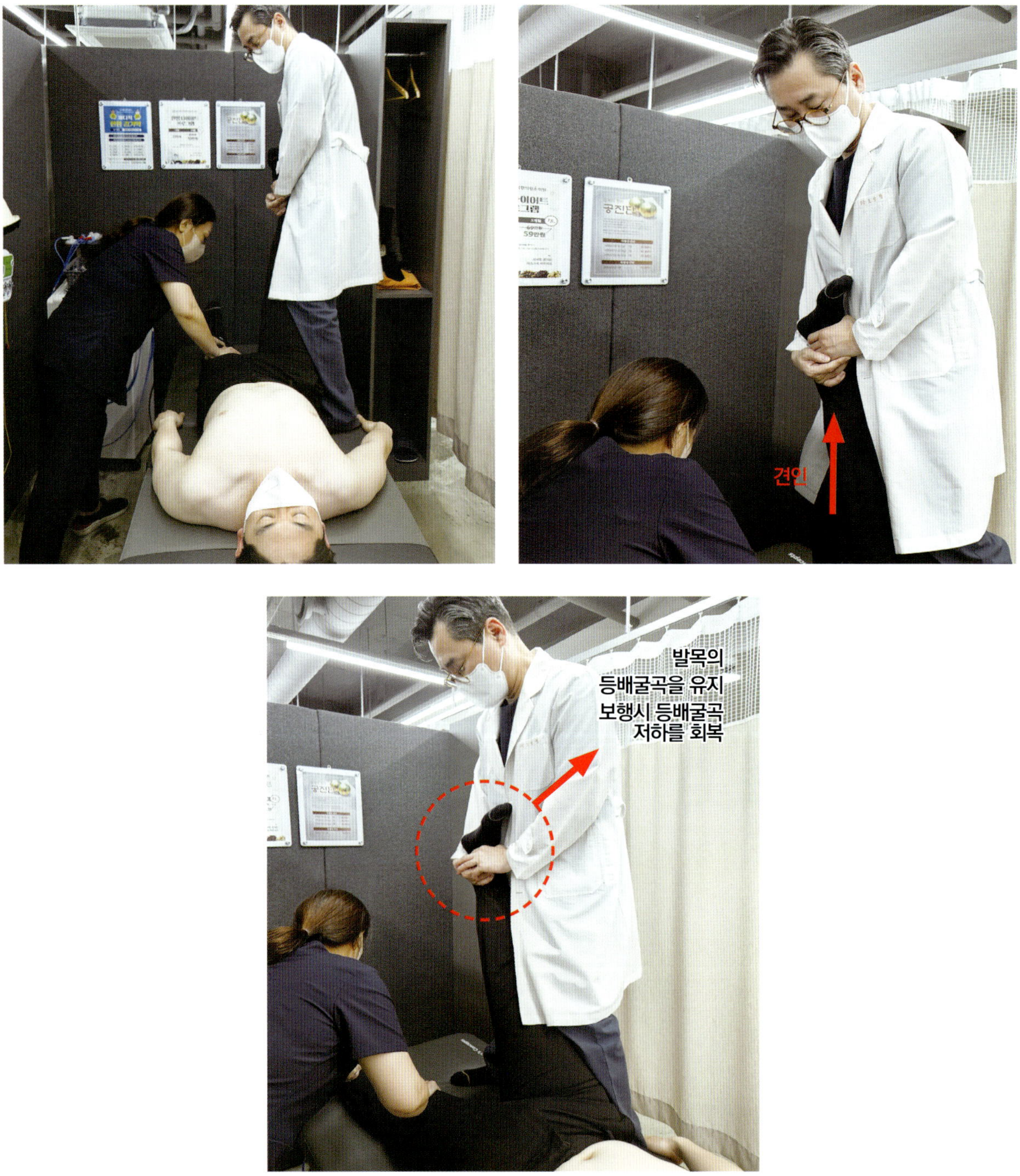

2) 견갑골과 상완골의 협응력 회복

양측 POS 시스템의 불균형으로 편측 POS 시스템이 요추 또는 편측 천장관절을 안정화하기 위해서 우세하게 작동을 한다. 편측 POS 시스템의 기능이상은 편측 고관절의 부정렬을 발생시키고, 요추 안정화 근육과 함께 반대측 광배근의 과부하를 가중시킨다. 기능적 움직임에서 지속적인 편측 광배근의 과부하는 동측 견관절의 기능이상을 초래하고 정상적인 교차보행을 방해한다. 어깨의 작용은 주로 외전을 통해 기능적 움직임을 완성한다. 어깨 외전의 시작 순서는 극상근의 수축을 시작으로 삼각근, 견갑골 안정화 근육들, 반대측 요방형근, 동측 요방형근의 수축을 통해 완성된다. 만약 요추 안정화 근육들의 불균형이나 과부하가 발생하면, 어깨 외전을 포함한 견관절은 기능적 움직임의 장애가 생길 수 있다. 따라서 POS 시스템을 이용한 견갑골과 상완골의 협응력 회복은 ROL, LOR+의 천골 비틀림인 경우 우측 어깨를 교정하며, LOR, ROL+의 천골 비틀림인 경우 좌측 어깨를 교정한다.

[그림8-27] ROL, LOR+ 유형의 견갑골과 상완골의 협응력 회복

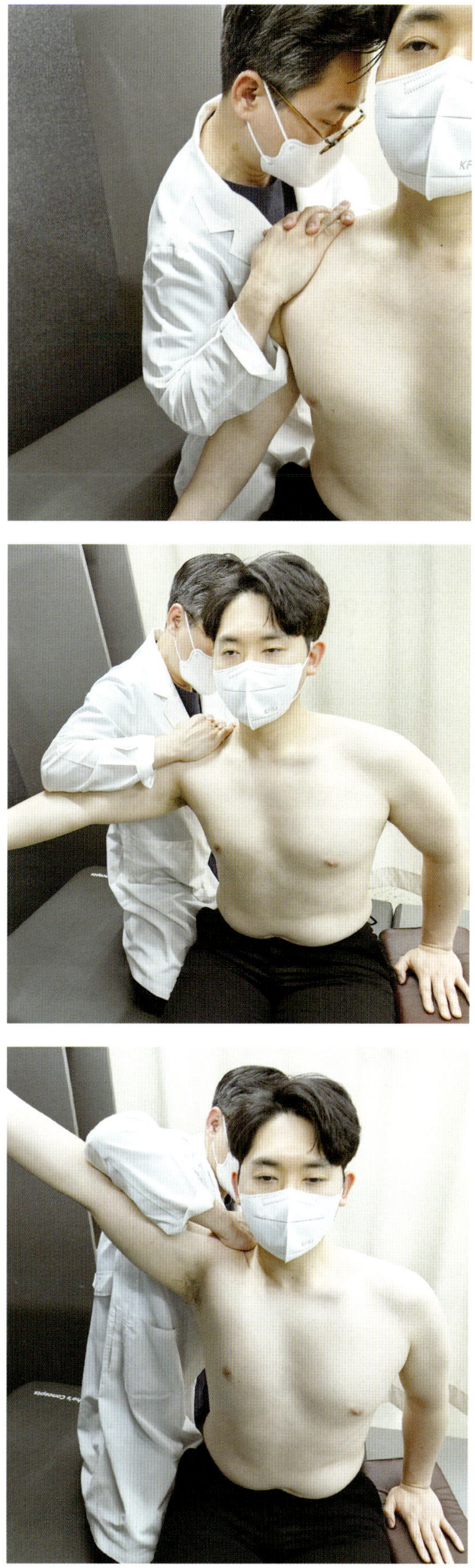

어깨 외전을 통해 견갑골과 상완골의 협응력을 회복시키기 위한 방법은 다음과 같다.

첫 번째, 치료자의 한 손은 환자의 어깨 전면부 오훼돌기 외측으로 접지하고 한 손은 어깨 후면부의 견갑골에 접지하여 관절와상완관절을 안정화한다. 이는 외전을 할 때 상완골두 전방전위로 인한 불안정을 막기 위함이다.

두 번째, 오훼돌기 외측에 접지한 손쪽의 하완은 환자의 상완과 밀착시켜 치료자가 환자의 움직임 방향을 조정하거나 저항 정도를 조절할 수 있도록 한다.

세 번째, 환자는 엄지손가락이 위로 간 상태로 팔꿈치를 편 채 팔을 귀까지 든다고 생각하며 외전을 한다. 동시에 치료자는 저항을 주고 긴장을

유지하며 견갑골 안정화 근육들의 불균형을 회복시킨다. 이때 반대측 요방형근과 동측 요방형근의 균형을 맞추기 위해 척추를 최대한 바르게 유지한다.

네 번째, 위의 과정을 3회 반복한다.

[표8-5] POS 시스템의 기능적 접근법

	고관절 견인	견갑골과 상완골의 협응력 회복
ROL	좌측	우측
ROL+	우측	좌측
LOR	우측	좌측
LOR+	좌측	우측

[**단, 양측 평발화 현상을 동반한 골반의 전방경사 상태에서 위와 같은 결과가 발생할 수 있다**]

상하지의 통증 패턴

임상에서 환자의 통증부위가 우측 승모근과 우측 견갑골 외측을 포함한 어깨 부위와 함께 우측 허리와 엉치나 무릎을 포함한 하지 부위인 경우를 볼 수 있다.

이러한 환자들의 공통점은 대부분 중년 이상이거나 출산의 경험이 있는 것이다. 그렇기 때문에 우측 좌골신경통 양상의 통증은 우측 천장관절의 구조적 부정렬을 고려할 수 있다. 그리고 우측 승모근과 어깨의 통증은 ROL 유형의 천골 비틀림으로 인한 골반의 기능적 부정렬에 대한 POS 시스템의 운동 사슬의 과도한 생역학적 부하로 생각할 수 있다.

ROL+ 유형의 천골 비틀림으로 인한 POS 시스템의 운동사슬의 생역학적 과부하는 좌측 승모근과 어깨의 통증을 발생시킬 수 있다.

하지만 ROL+ 유형의 천골 비틀림이 발생하기 전에 ROL 유형의 천골 비틀림이 우측 어깨나 목에 구조적 부정렬을 발생시켰다면, 우측 천장관절의 구조적 불안증이 발생하더라도 POS 시스템으로 인한 좌측 어깨의 생역학적 과부하와는 별개로 우측 어깨 통증을 발생시키는 것이다.

5. 생역학적 침술요법

1) 골반의 전방경사에서 근육 불균형으로 인한 생역학적 과부하

장시간 앉은 자세에 노출이 되면 고관절 굴곡근의 긴장은 증가하고, 특히 다리가 짧은 의자인 경우 고관절 굴곡이 좀더 증가되어 굴곡근의 과긴장을 유발한다. 고관절 굴곡근의 긴장은 상호억제

작용으로 인해 고관절 신전 작용을 하는 대둔근의 약화를 초래한다. 대둔근은 고관절 신전 작용과 함께 고관절 외회전 작용도 하므로 대둔근 약화로 인해 고관절 외회전의 기능 또한 제한된다. 이에 대한 보상작용으로 고관절 외회전 작용을 하는 이상근의 긴장이 발생할 수 있다.

이상근은 천골의 외측 전방부에서 기시하고, 대퇴골의 대전자에 부착하여 고관절의 외회전 작용을 한다. 천골의 자기결정능력이 없기 때문에 이상근은 천골의 움직임을 통해 직접적으로 고관절을 움직일 수 없다. 이상근은 근육의 크기 또한 대둔근에 비해 작고 생역학적으로도 고관절 외회전 작용을 하기에 적합하지 않아서, 고관절 외회전에 대해 직접적 작용근이 아니라 간접적 작용근으로 작용한다.

[그림8-28] 장시간 앉은 자세 노출 시 나타나는 대둔근의 약화와 이상근의 긴장

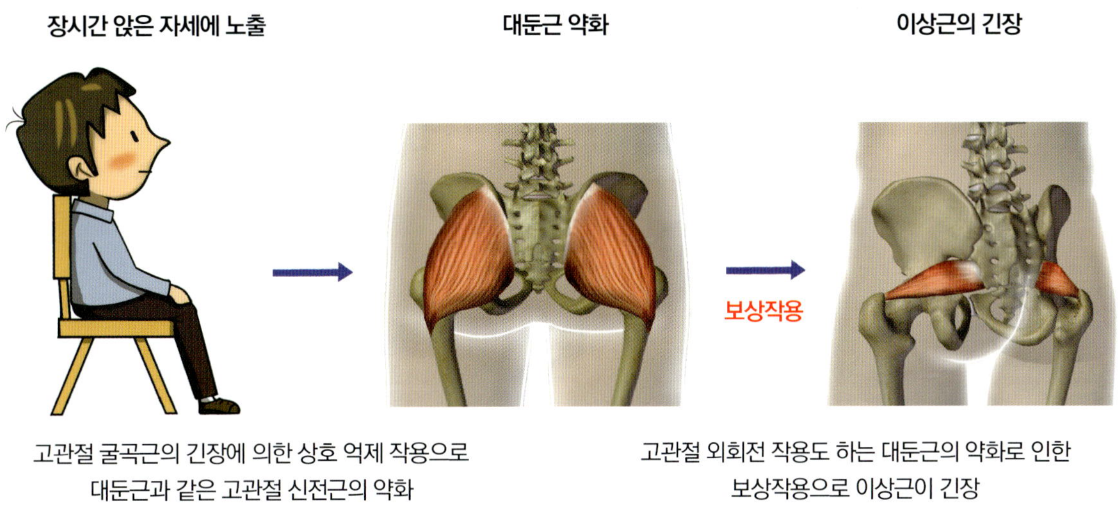

대둔근의 약화는 장골의 전방회전으로 인한 원심성 수축과 후방회전된 장골의 저가동으로 인한 구심성 수축으로 인해 발생하고, 대둔근의 지속적인 원심성 수축이나 구심성 수축은 발통점을 만든다. 그리고 골반의 전방경사는 양측 장골들의 전방회전과 함께 양측 고관절들의 내회전을 발생시킨다. 이상근은 고관절의 내회전으로 인해 장력성 긴장이 발생하고, 고관절 외회전을 위한 과도한 원심성 수축은 이상근의 약화와 함께 발통점을 발생시킬 수 있다.

그렇기 때문에 대둔근과 이상근의 발통점은 근육의 긴장보다는 근육의 약화로 인해 발생하고, 이러한 발통점은 생역학적으로 이상근의 작용과 기능적으로 연결된 주변 관절들의 부정렬로 인해 발생한다. 즉 대둔근과 이상근의 약화로 인한 발통점은 관절의 부정렬로 인해 발생한다.

[그림8-29] 대둔근과 이상근의 발통점

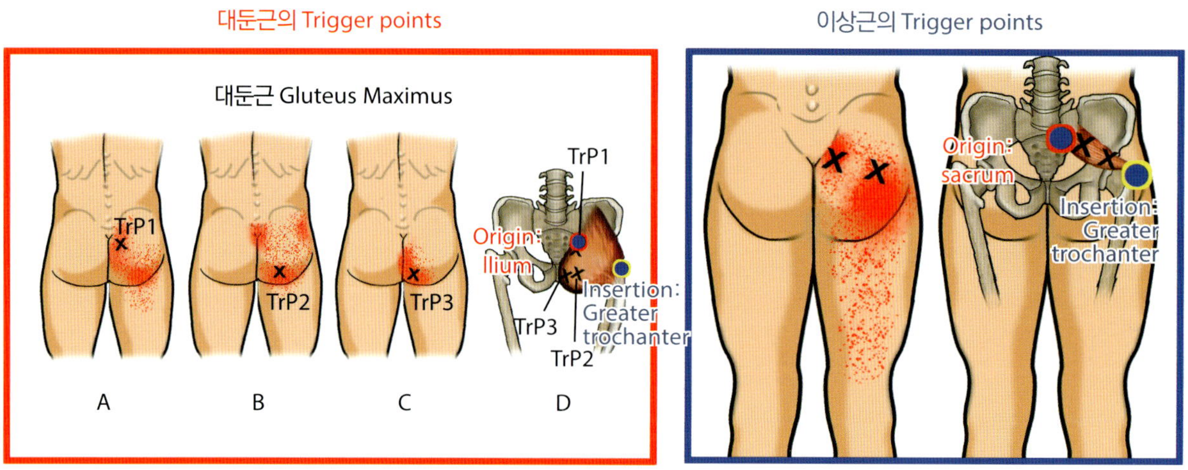

주사요법과 침술은 근육의 발통점을 치료하기 위해 사용되는 일반적인 치료법들이다. 그렇다면 대둔근의 약화로 인한 발통점에 시행되는 주사요법을 통해 천장관절이나 고관절의 부정렬이 회복될 수 있을까? 또한 이상근의 약화로 인한 발통점에 시행되는 침술을 통해 고관절의 부정렬은 회복될 수 있을까?

대둔근과 이상근의 발통점은 근육의 긴장으로 인해 직접적으로 관절의 부정렬을 조장한 것이 아니다. 오히려 관절의 부정렬로 인하여 안정화를 위한 보상작용으로 원심성 또는 구심성 수축이 발생하고 근육의 약화가 발생한 것이기 때문에, 주사요법이나 침술보다는 관절교정치료를 통해 기능을 회복시키는 데 치료의 초점을 두는 것이 바람직하다. 이를 위한 고관절 부정렬의 관절교정은 '(Ⅷ-4-1) 족관절 등배굴곡을 동반한 고관절 견인'(147쪽)을 참고하면 된다.

2) 골반의 외측경사에 근육 불균형으로 인한 생역학적 과부하

해부학적으로 대둔근의 정지점과 대퇴근막장근의 시작점은 장경인대를 사이에 두고 서로 연결된다. 또한 후방에서 대둔근의 고관절 신전과 전방에서 대퇴근막장근의 고관절 굴곡의 균형은 기능적 움직임에서 고관절의 안정화를 위해 중요한 작용을 한다. 하지만 골반의 전방경사를 유지하기 위해서는 후방에서 대둔근의 고관절 신전과 전방에서 대퇴직근의 고관절 굴곡을 통한 균형이 필요하다. 대둔근의 약화가 생기면 보상작용으로 햄스트링의 긴장과 함께 대퇴직근의 긴장이 골반의 전방경사를 위해 상호균형을 만든다.

하나 더 이상근 증후군

[그림8-30] 기능적 문제로 발생하는 이상근 증후군

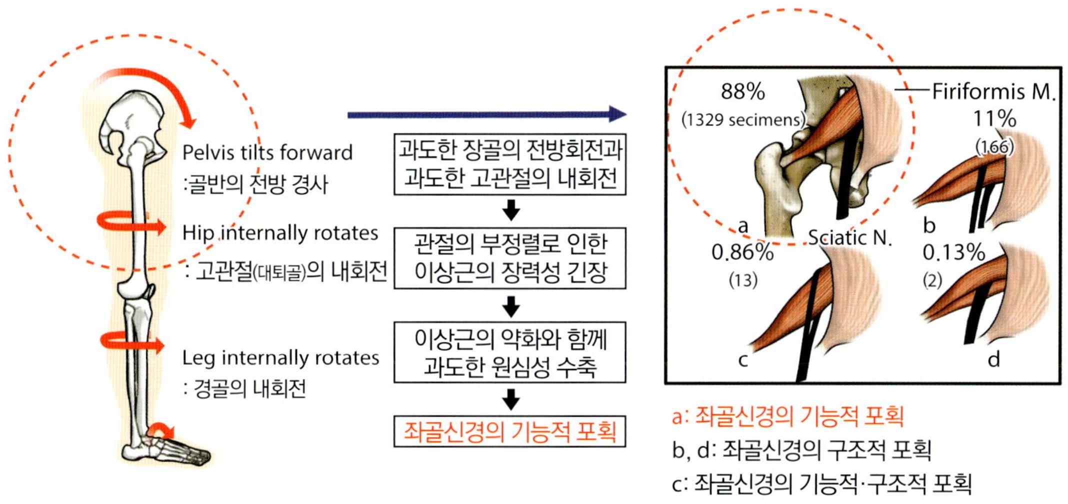

근육의 신경 포획으로 좌골신경통을 유발하는 대표적인 근육이 이상근이다. 이상근을 관통하며 아래로 내려가는 좌골신경이 구조적 또는 기능적으로 포획되어 좌골신경통을 발생시키는 현상을 이상근 증후군이라 한다. 이러한 이상근 증후군의 원인으로는 둔근의 외상, 이상근의 경련, 해부학적 변이 그리고 과사용으로 인한 손상 등이 있다. 하지만 이상근 증후군은 허리통증이나 엉덩이 통증의 9% 정도밖에 되지 않는 드문 질환으로 진단을 내리기에 논쟁의 여지가 있는 질환이다.

이상근 주위를 지나가는 좌골신경의 주행 패턴은 Beaton과 Anson의 6가지 해부학적 변이로 나눌 수 있다. 위 그림에서 Type ⓑ와 Type ⓓ는 구조적으로 이상근에 좌골신경이 포획되어 있지만 임상에서 흔히 볼 수 없는 유형들이다. 반대로 Type ⓐ는 임상에서 가장 일반적인 경우인데, 이상근 아래로 좌골신경이 지나가기 때문에 구조적으로 포획이 발생할 수 없다. 하지만 앞서 설명한 것처럼 장골의 전방회전과 대퇴골이 내회전된 상태에서 이상근의 장력성 긴장이 발생하면, 기능적으로 이상근 아래로 지나가는 좌골신경이 압박되어 좌골신경통이 발생하게 된다.

이처럼 임상에서 이상근 증후군은 구조적 문제가 아닌 기능적 문제로 발생되는 질환이기 때문에 치료에 있어서도 구조적인 관점으로만 접근해서는 안 된다. 이상근 증후군은 요추와 골반, 고관절의 복합적이고 기능적인 움직임의 생역학적인 문제로 인식하고 접근해야 한다.

[그림8-31] 고관절의 안정화를 위한 대둔근과 대퇴근막장근

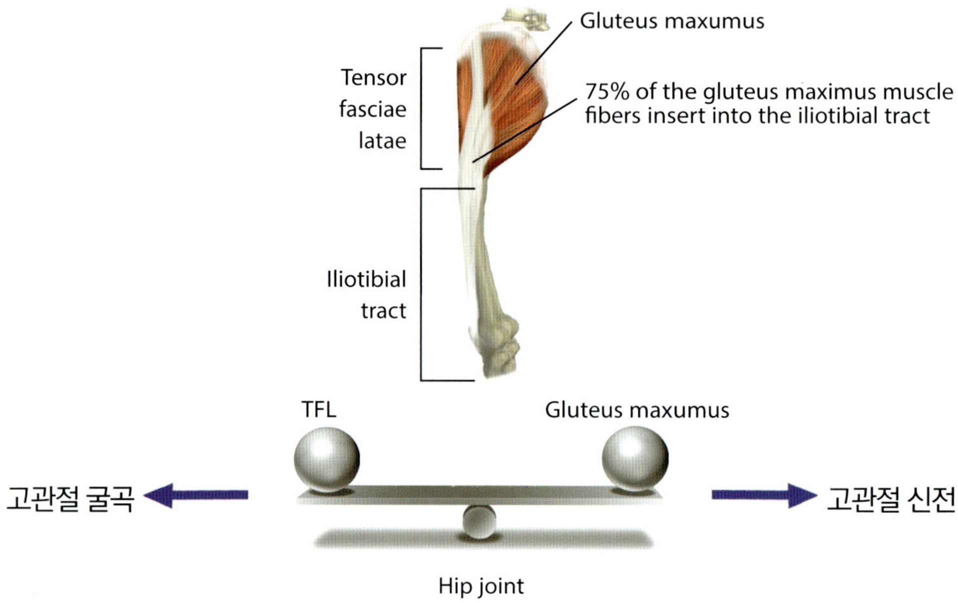

그렇기 때문에 관절의 부정렬로 인한 대둔근의 약화는 고관절의 안정화를 위해 상대적으로 대퇴근막장근의 과긴장을 발생시킨다. 고관절 안정화를 위한 대퇴근막장근의 과긴장은 고관절의 기능적 부정렬을 발생시킨다. 그리고 양측 대퇴근막장근들은 골반의 외측 경사를 유지하기 위해 긴장하지만, 정적 움직임에서 골반내 비틀림은 양측 대퇴근막장근들의 불균형을 유발한다. 양측 대퇴근막장근들의 불균형은 생역학적으로 골반의 기능적 부정렬을 발생시키고, 저가동성 퇴행을 동반한 편측 천장관절의 구조적 부정렬을 발생시킨다.

[그림8-32] 고관절의 근육불균형에 따른 천장관절의 부정렬

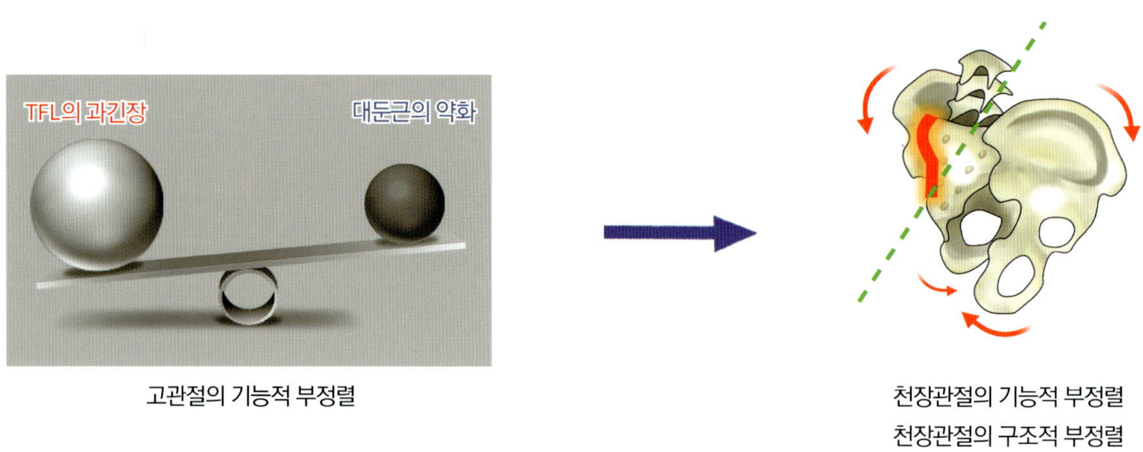

편측 대퇴근막장근은 고관절의 안정화를 위해 긴장하고, 생역학적 과부하로 인한 불안정으로 고관절의 기능적 부정렬을 발생시킨다.

긴장된 대퇴근막장근의 발통점은 생역학적 과부하로 인한 불안정상태로 관절들의 부정렬을 심

화시키고, 침술요법으로 관절의 불균형을 회복시킬 수 있다.

[그림8-33] 대퇴근막장근의 발통점과 자침

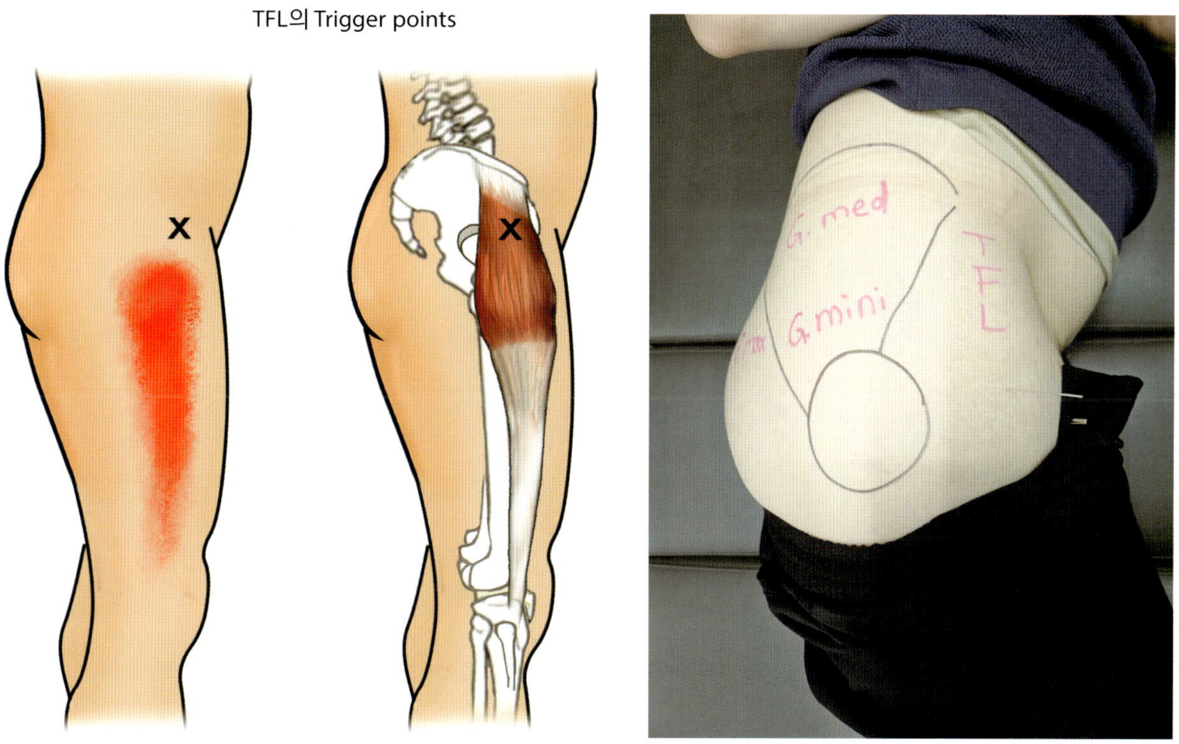

골반의 기능적 부정렬과 편측 천장관절의 구조적 부정렬 그리고 고관절의 기능적 부정렬은 관절들의 안정화를 위한 생역학적 과부하로 인해 대퇴근막장근의 긴장과 대둔근의 약화와 같은 근육 불균형을 발생시킬 수 있다. 후방에서 고관절 신전 작용을 하는 대둔근의 발통점은 천장관절과 고관절의 부정렬로 인한 근육 약화로 발생하기 때문에 관절 교정치료를 통해 대둔근의 기능을 회복시킨다. 그리고 해부학적으로 장경인대를 사이에 두고 전방에서 고관절의 굴곡 작용을 하는 대퇴근막장근의 발통점은 근육 긴장으로 인해 고관절의 부정렬을 더욱 조장시키기 때문에 침술을 통해 기능을 회복시킬 수 있다.

LOR 천골 비틀림을 동반한 골반의 기능적 부정렬은 전방회전된 우측 장골과 기능적으로 연결된 동측 고관절의 부정렬을 발생시키고 우측 장골 쪽의 우세한 POS 시스템이 작용한다. 고관절의 안정화를 위해 우측 대둔근 약화에 대한 보상작용으로 우측 대퇴근막장근의 긴장이 나타난다. 긴장된 우측 대퇴근막장근의 생역학적 과부하는 발통점을 발생시키고, 이로 인한 고관절 부정렬을 회복하기 위해 침술요법을 시행할 수 있다.

LOR+ 천골 비틀림을 동반한 좌측 천장관절의 구조적 부정렬은 후방회전된 좌측 장골과 기능적으로 연결된 동측 고관절의 부정렬을 발생시키고 우세한 POS 시스템을 작용한다. 고관절의 안정화를 위해 좌측 대둔근 약화에 대한 보상작용으로 좌측 대퇴근막장근의 긴장이 나타난다. 긴장된 좌측 대퇴근막장근의 생역학적 과부하는 발통점을 발생시키고, 이로 인한 고관절 부정렬을 회복하기 위해 침술요법을 시행할 수 있다.

[그림8-34] LOR, LOR+ 유형의 천골 비틀림에서 대퇴근막장근의 자침 방향

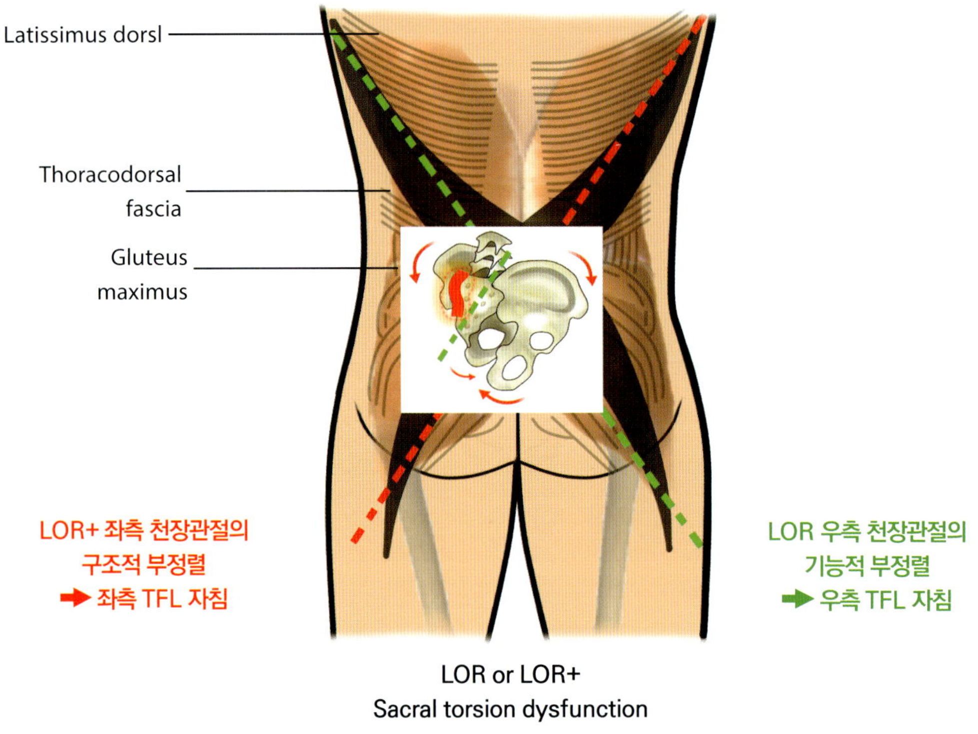

중둔근은 고관절 외전 작용과 함께 골반의 외측 경사에 대한 균형을 유지한다. 그렇기 때문에 양측 중둔근은 기능적 움직임 동안 골반의 안정화를 위해 균형을 조절한다. 양측 중둔근의 불균형은 한쪽 중둔근의 과긴장이나 약화를 통해 골반의 기능적 부정렬이나 구조적 부정렬을 발생시킬 수 있고, 병적 손상으로 인한 골반의 기능장애를 발생시킬 수 있다. 중둔근은 주로 고관절 외전 작용을 하고, 중둔근의 전방부는 대퇴근막장근과 같이 고관절 내회전 작용을 하며 후방부는 대둔근과 같이 고관절 외회전 작용을 한다.

대퇴근막장근은 고관절의 굴곡, 내회전, 외전 작용을 한다. 중둔근 전방부와 소둔근의 전방부는 대퇴근막장근과 같이 고관절의 굴곡, 내회전, 외전 작용을 한다. 대퇴근막장근은 해부학적으로 근육의 크기가 작기 때문에 그 기능을 수행하기 위해 협력근들이 필요하고, 중둔근과 소둔근이 보상적으로 협력 작용을 한다.

ROL+ 천골 비틀림은 우측 천장관절의 구조적 부정렬을 동반하고, 우측 좌골신경통 양상의 통증과 우측 천장관절 부위의 통증을 발생시킨다. 저가동된 우측 천장관절은 천장관절의 안정화를 위해 천장관절 주변에서 보호적 근육 경계현상을 발생시킨다. 우측 좌골신경통과 유사한 연관통 패턴은 대퇴근막장근, 중둔근, 소둔근의 발통점으로 인해 발생한다.

고관절의 기능적 부정렬을 동반한 골반의 기능적 부정렬이나 편측 천장관절의 구조적 부정렬은 상대적으로 한쪽 대퇴근막장근의 긴장을 발생시킨다. 중둔근과 소둔근은 대퇴근막장근의 긴장에 대한 보상작용으로 협력근 작용을 하고, 협력작용으로 인한 생역학적 과부하는 발통점을 발생시킨다.

[그림8-35] 대퇴근막장근과 중둔근, 소둔근의 협력작용

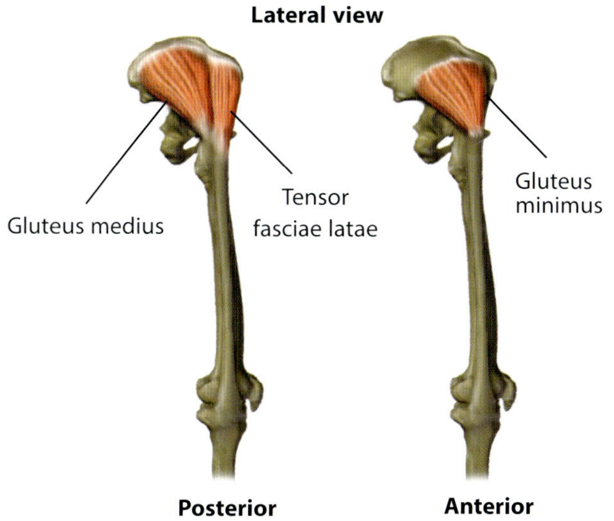

대퇴근막장근
: 고관절 굴곡, 외전, 내회전

중둔근(Anterior part)과 소둔근(Anterior part)
: 고관절 굴곡, 외전, 내회전

↓

중둔근, 소둔근이
대퇴근막장근과 협력 작용을 함

중둔근은 대퇴근막장근과 대둔근의 사이에 위치하고, 근육들의 경계면을 따라 마치 피자 조각처럼 보인다. 발통점 치료를 위한 중둔근 촉진은 전방부와 후방부의 압통을 비교하여, 상대적으로 더 예민한 부위를 치료 부위로 결정하고 침술요법을 시행한다.

[그림8-36] 중둔근 촉진과 자침

중둔근 촉진		
① 전방부 촉진	② 후방부 촉진	③ 어느 쪽 압통이 심한지 비교

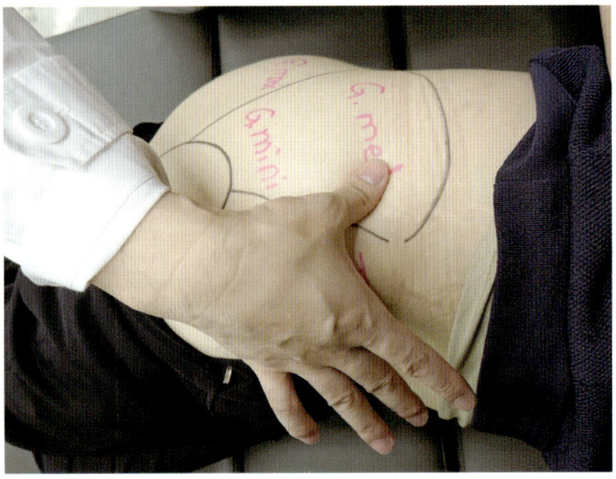

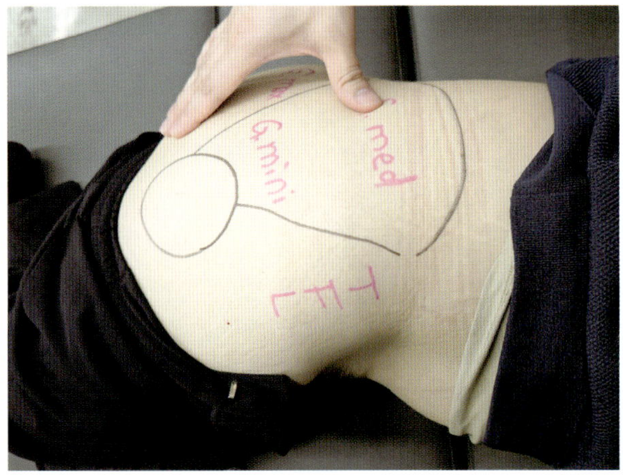

전방부 압통이 더 심하면
➡ 전방부에 자침

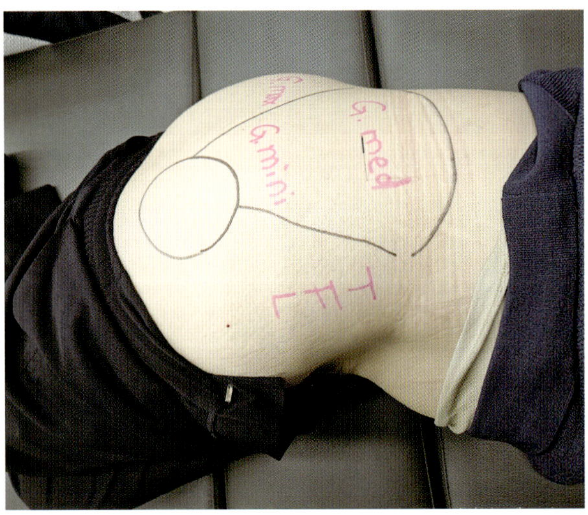

후방부 압통이 더 심하면
➡ 후방부에 자침

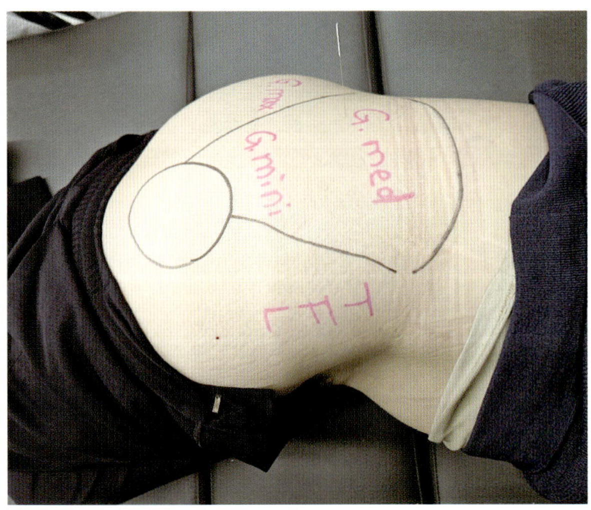

소둔근은 중둔근보다 심부, 하방에 위치한다. 촉진 시에는 소둔근이 위치한 중둔근 부위를 촉진하여 간접적으로 압통을 확인한다. 발통점 치료를 위한 소둔근 촉진은 전방부와 후방부의 압통을 비교하고, 상대적으로 더 예민한 부위를 치료 부위로 결정하고 침술요법을 시행한다.

[그림8-37] 소둔근 촉진과 자침

소둔근 촉진		
① 전방부 촉진	② 후방부 촉진	③ 어느 쪽 압통이 심한지 비교

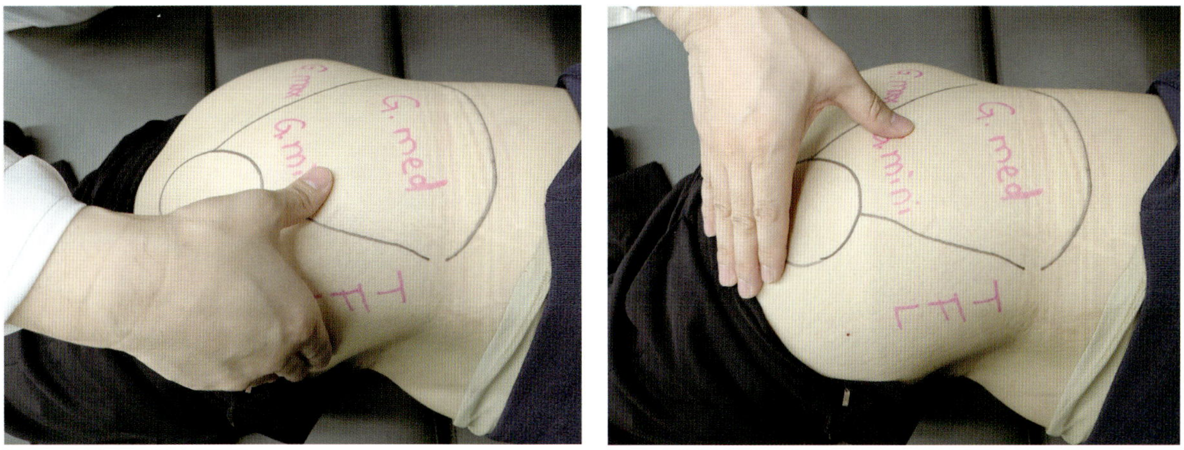

↓

전방부 압통이 더 심하면
➡ 전방부에 자침

후방부 압통이 더 심하면
➡ 후방부에 자침

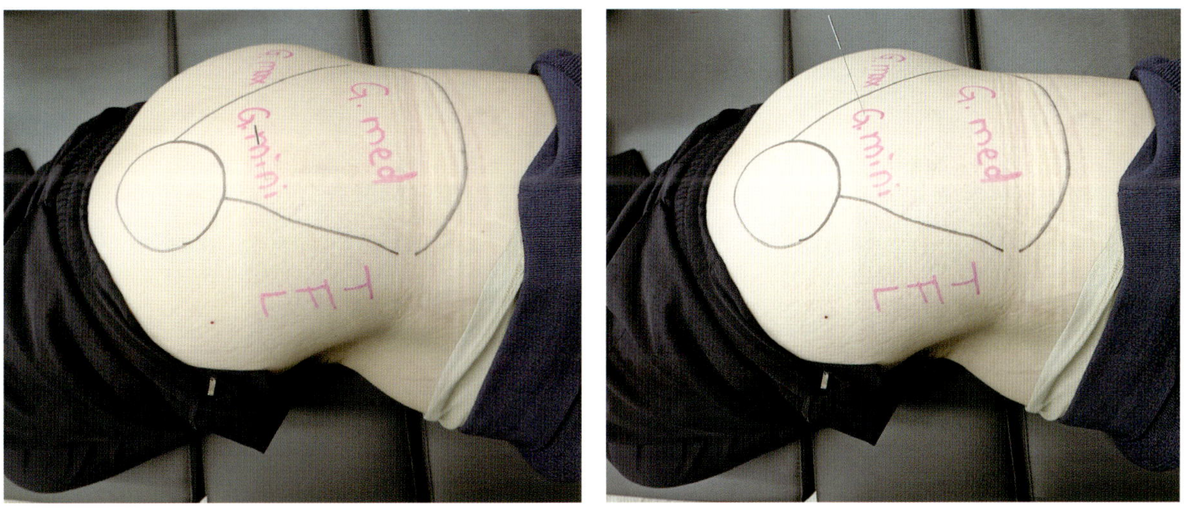

6. 자하거 약침을 통한 재생 치료

천장관절의 형태폐쇄는 관절의 구조적 형태와 인대들을 통해 천장관절을 안정화한다. 천장관절에서 인대 이완이 발생할 때 인대증식치료는 관절의 불안증을 치료하는 것이다. 천장관절의 인대증식치료 관점에서 치료 적응증인 인대 이완은 천장관절의 과가동성으로 인해 발생할 수 있다. 하지만 천장관절에서 인대 이완은 천장관절의 기능적 부정렬에서 나타나며, 이때 기능적 움직임에서 인대 이완이 생기면 이에 대한 보상작용으로 천장관절 주변에서 보호적 근육 경계현상이 발생하여 과가동성된 천장관절을 안정화시킨다. 그렇기 때문에 천장관절의 기능적 부정렬 관점에서 천장관절로 인한 통증은 인대 이완으로 발생되는 것이 아니라, 기능적 움직임에서 요추-골반-고관절 복합체의 기능이상으로 발생된다. 천장관절의 과가동성으로 인한 인대 이완은 통증의 원인이 아니기 때문에, 인대증식치료는 천장관절 기능부전증에 대한 치료 적응이 될 수 없다.

천장관절의 퇴행성 변화는 침범된 천장관절의 저가동성을 유발하고, 관절주변 인대들의 유착과 함께 천장관절의 저가동성을 증가시킨다. 기능적 움직임에서 구조적 퇴행을 동반한 천장관절의 반복적 자극은 인대의 과민성을 증가시키고, 저가동성을 동반한 천장관절의 구조적 부정렬을 발생시킨다.

천장관절의 형태폐쇄 장애로 인한 천장관절의 구조적 부정렬은 기능적 움직임에서 양측 POS 시스템의 균형을 통해 천장관절의 안정화를 유지한다. 양측 POS 시스템의 불균형은 천장관절의 구조적 부정렬이 발생한 저가동된 천장관절에서 좀더 우세한 POS 시스템을 작동한다. 천장관절의 구조적 부정렬은 요추의 구조적 부정렬이나 구조적 변형을 동반하고, 퇴행성으로 발생하는 척추협착증의 경우 주로 요추의 구조적 변형을 동반한다. 천장관절의 구조적 부정렬은 기능적 움직임 동안 양측 다열근들과 양측 요방형근들의 불균형을 발생시키고, 요추의 구조적 변형이 있을 때 요추 안정화 근육들을 감싸고 있는 흉배근막의 긴장을 유발한다. 흉배근막은 양측 POS 시스템의 불균형과 요추 안정화 근육들의 불균형으로 인해 요추의 안정성을 유지하기 어렵고, 요추의 구조적 퇴행을 가중시키게 된다.

요추-골반-고관절 복합체의 퇴행은 골반의 기능적 부정렬을 동반한 편측 천장관절의 구조적 부정렬과 요추의 구조적 퇴행성 변화를 동반한 구조적 변형을 발생시키고, 시간에 따른 기능적 퇴행과 함께 구조적 퇴행을 발생시킨다. 허리에서 수술과 같은 치료적 손상이나 퇴행성 질환과 같은 병적 장애에 노출되는 경우 요추 다열근은 지속적인 신경학적 억제 현상으로, 아주 흔하게 지방이 축적된 다열근 위축이 생긴다.

요추의 퇴행이 척추증에서부터 척추협착증까지 단계별로 진행될 때 요추 퇴행성 질환을 앓고 있는 환자들은 다열근에서 지방축적과 근위축이 단계별로 발생할 수 있고, 주로 편측보다는 양측 다열근에서 지방축적과 근위축이 함께 발생한다.

[그림8-38] 요추 다열근의 지방축적과 근위축

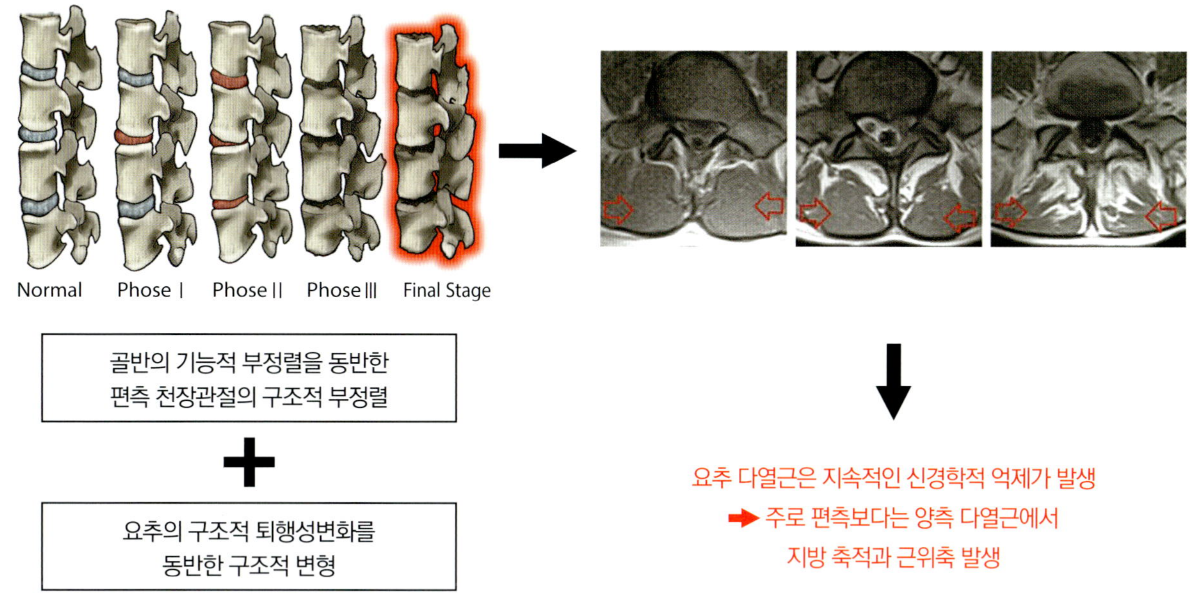

한 57세 남성 환자가 수술 전 MRI 영상으로 요추 4번과 5번 사이와 요추 5번과 천추 1번 사이에서 심한 퇴행성 디스크증과 함께 척추협착증 소견을 보였다. 수술 후 28개월 MRI 영상으로 요추 3번과 4번에서 퇴행성 디스크증을 보이고, 양측 다열근에서 지방축적과 함께 근위축을 보였다. 척추협착증 수술 이후 요추 안정화 근육들은 강화되거나 현상 유지를 하지 않고 오히려 다열근의 지방축적과 근위축이 심하게 진행된다. 요추 안정화 근육인 다열근은 요추 안정화 작용을 해야 하는데, 척추간 유합수술로 인해 안정화 작용이 필요 없어지면 지속적인 신경학적 억제 현상으로 근육의 무용성 위축이 생긴다.

이렇게 지방축적과 근위축으로 약화된 다열근과 천장관절의 저가동성으로 인하여 과민해진 등쪽 천장관절의 인대에 자하거 약침으로 재생치료를 한다.

자하거 약침은 자하거로 알려진 사람의 태반에서 추출한 약침주사제를 시술하는 치료법이다. 자하거에는 다양한 성장인자들이 들어 있어 힘줄, 근육, 인대를 자극하여 재생하는 데 도움이 된다.

[그림8-39] 양측 다열근의 자하거 재생치료

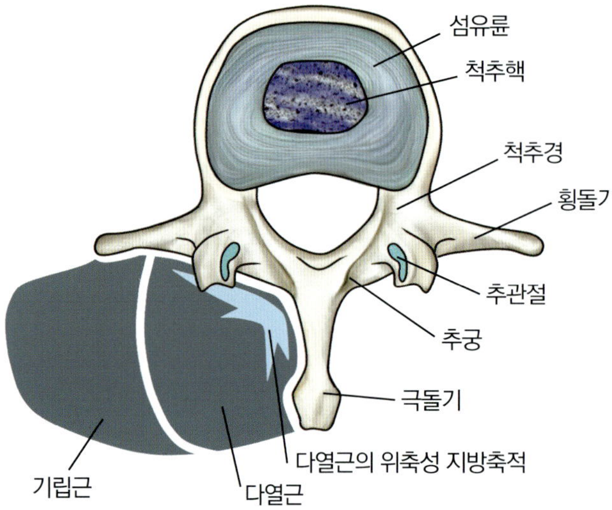

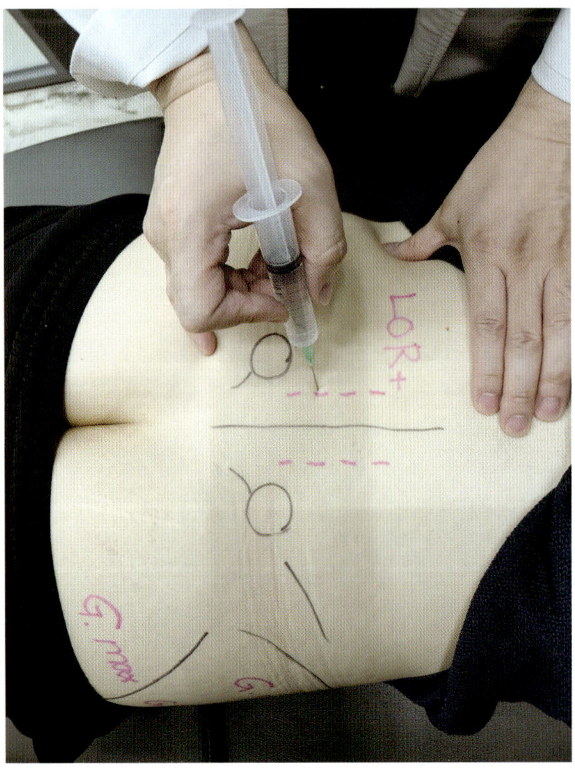

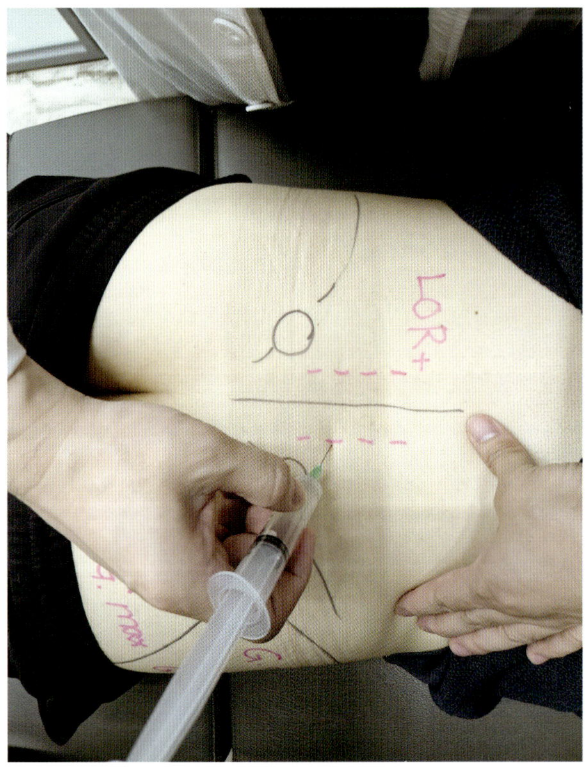

양측 장골 능선을 기준으로 요추 4번에서 5번 또는 요추 5번과 천추 사이 요추 극돌기에서 엄지 손가락 한 마디 간격 떨어진 양측 다열근에 자하거 재생치료를 시행한다. 약물로 인한 울혈을 예방하기 위해 한 부위당 5cc를 넘지 않도록 재생치료를 시행한다.

LOR+ 천골 비틀림을 동반한 좌측 천장관절의 구조적 부정렬에서 좌측 천장관절의 과민한 인대에 자하거 재생치료를 위해 천장관절의 내측부에서 등쪽 천장관절인대와 다열근의 기시점을 향해 재생치료를 시행한다. 천장관절 내측부에는 다른 부위에 비해 혈관 손상을 피할 수 있기 때문에, 한 부위당 5cc에서 10cc까지 재생치료를 시행할 수 있다.

[그림8-40] 천장관절 내측부의 자하거 재생치료

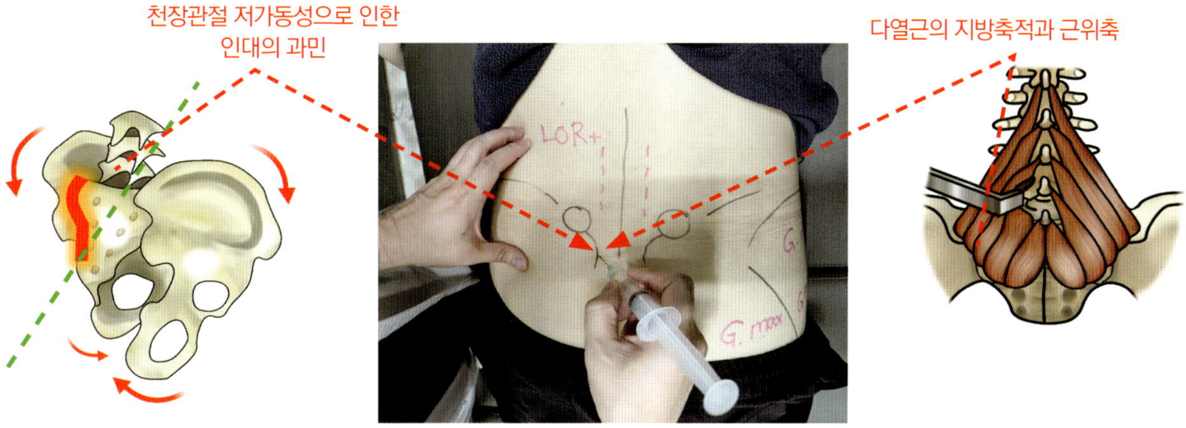

좌측 천장관절 주변부의 통증이나
좌측 좌골신경통과 유사한 통증

LOR+ 천골 비틀림을 동반한
좌측 천장관절의 구조적 부정렬

통증의 조절(Modulation)

통증은 치료를 하는 게 아니다. 우리가 느끼는 통증은 통각이라는 외부 자극이나 내부 염증에 대한 뇌의 인지 반응이다. 통증 치료는 뇌의 인식을 치료해야 하지만 현대의학에서 사용되는 통증치료 방법이나 약물들은 통증을 느끼는 뇌의 인지반응에 변화를 주기보다 통증을 유발하는 통각이나 통처에 국한되어 사용된다. 어찌보면 이러한 접근법은 통증 치료에 있어 그 원인을 찾아가는 근본적 접근으로 자칫 오인될 수 있다. 임상에서 흔하게 페인킬러로 불리는 진통소염제나 진통제가 장기간 사용에서 약물효과의 순응도가 떨어지는 것을 쉽게 볼 수 있다. 그렇기 때문에 통증은 치료가 아니라 조절하는 것으로 생각할 수 있다. 인간의 뇌는 통각에 따른 다양한 통증 양상에 적응을 한다. 이러한 적응의 영역은 통증의 원인이 되는 통각이나 통처가 아니라, 통각을 통증으로 인지하는 뇌에서 발생한다. 뇌가 통증에 적응할 수 있도록 조절하는 것이 바로 임상의들의 몫이 아닐까 생각된다.